大都會文化
METROPOLITAN CULTURE

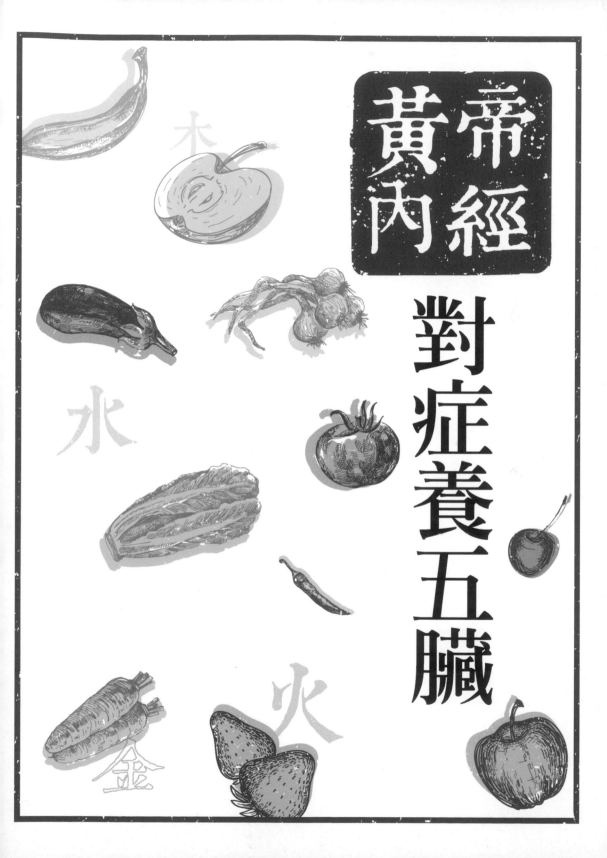

黃帝內經

對症養五臟

木

水

火

金

從五行看人體五臟

金 性剛勁，肅殺多變。古人曰：金主義，其性剛，其情烈，其味辣，其色白。因金性質地沉重，常用於殺戮，所以自然界中凡具有肅殺、收斂、沉降、多變等性質或作用的事物，均歸屬於金。

肺 屬金。肺主氣，司呼吸，通調水道，主肅降。管皮毛，開於鼻，與大腸相表裡。過盛或不足時，易患大腸、肺、肝、皮膚、鼻、器官等方面的疾病。

木 性曲直，升發條達。古人曰：木主仁，其性直，其情和，其味酸，其色青。因木性蓬勃生發、線條柔和，所以自然界中凡具有生長、升發、條達、舒暢等性質或作用的事物，均歸屬於木。

肝 屬木。肝藏血，主疏泄，主筋，其華在爪，開於目，與膽相表裡。肝氣過盛或肝血不足時，易患肝、膽、頭、頸、四肢、關節、筋脈、眼、神經等方面的疾病。

水 性陰寒，潤下閉藏。古人曰：水主智，其性聰，其情善，其味鹹，其色黑。因水性寒涼、向下運行，所以自然界中凡具有滋潤、下行、寒涼、閉藏等性質或作用的物質，均歸屬於水。

腎 屬水。腎藏精，主生殖，主水，生髓主骨，主納氣，開於耳及二陰，其華在髮，與膀胱為表裡。腎虛時，易患腎、膀胱、足、頭、肝、泌尿、腰部及子宮等方面的疾病。

火 性炎上，溫熱明亮。古人曰：火主禮，其性急，其情恭，其味苦，其色赤。因火性溫熱、最喜向上，所以自然界中凡具有溫熱、升騰、明亮等性質或作用的事物，均歸屬於火。

心 屬火。心主神志，主血脈，其華在面，開於舌，其液為汗，與小腸為表裡。過盛或不足時，易患小腸、心臟、血液、面部、牙齒、腹部等方面的疾病。

土 性惇厚，承載萬物。古人曰：土主信，其性重，其情厚，其味甘，其色黃。因土性惇厚，為萬物之母，所以自然界中凡具有生化、承載、受納等性質或作用的事物和現象，均歸屬於土。

脾 屬土。脾主運化，主統血，主肌肉，主四肢，開於口，與胃相表裡。脾氣不足時，易患脾、胃、肋、背、胸、肺等方面的疾病。

五行與五臟的相生關係

五行之間的相生關係，用通俗的話說就是木生火、火生土、土生金、金生水、水生木。對應到五臟裡面，肝藏血可以濟心，這就是木生火；心的陽熱可以溫暖脾氣，是火生土；脾通過運化功能產生的精微物質可以滋養肺部，是土生金；肺氣的下行有助於腎水，是金生水；腎精又可以補肝，為水生木。

五行與五臟的相剋關係

五行之間的相剋關係，即木剋土、土剋水、水剋火、火剋金、金剋木。肝的條達作用能夠疏泄脾的壅鬱，為木剋土；脾的運化功能可以防止腎水氾濫，是土剋水；腎水的滋潤作用能夠制止心火太過旺盛，是水剋火；心的陽熱則能對肺的清肅具有制約作用，是火剋金；肺的清肅又能抑制肝陽的上亢，這就是金剋木。

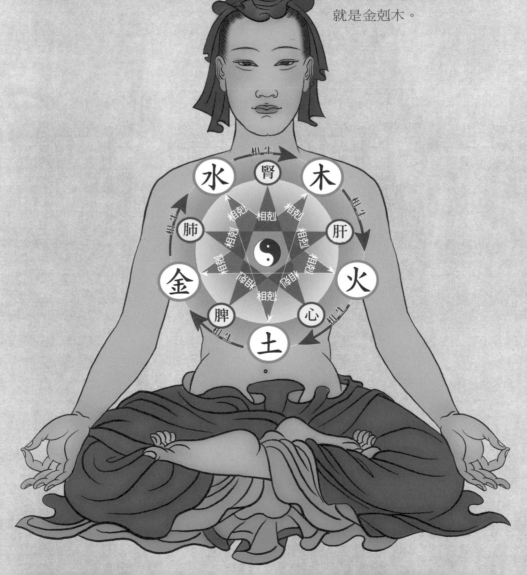

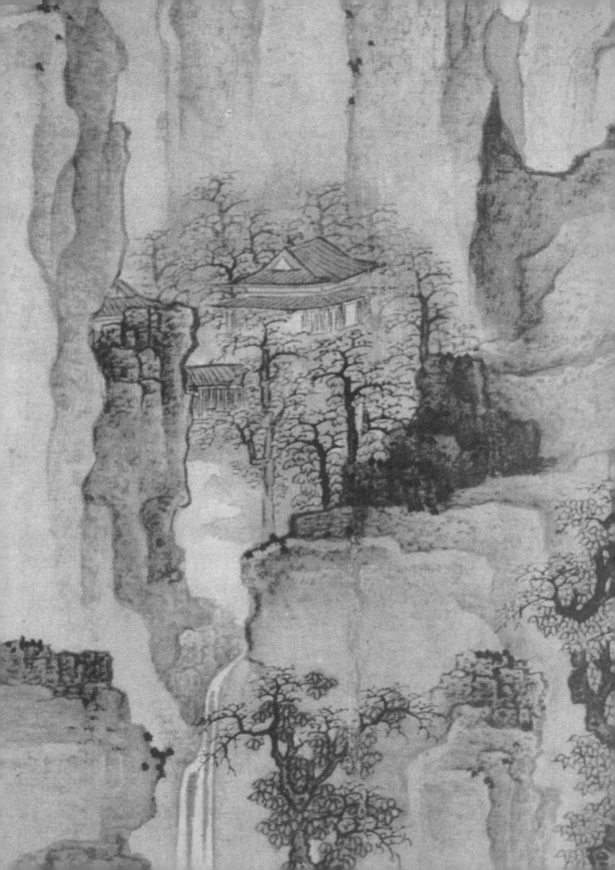

前　言

　　中華民族可謂世界上最注重也最懂得養生之道的民族。早在二千多年前的戰國時期，我們先人就編寫出了《黃帝內經》，成為我國最早的中醫理論專著。該書將陰陽、五行、天人合一的理論運用到對人體生理、病理以及疾病的預防、診斷和治療，確立了中醫學的獨特理論體系，成為中醫藥學發展的理論基礎和源泉。

　　養生，「養」就是順應自然，順應天時，給予身體充足的營養和良好的保養；「生」是指健康有活力的生命，以及幸福快樂的生活。只有把身體養好，才能有健康快樂的人生。不論是飲食養生、四季養生還是體質養生，最終都要落實到五臟的養護上。養五臟不單單是吃好、喝好，還要應和自然、應和天時，在不同季節，不同時間，根據五臟的功能，進行保養。而五行、五色、五味……也都與五臟有著千絲萬縷的關聯，這彰顯了中國傳統哲學中「天人合一」的思想。

　　在人與自然、生命、環境、安全、健康等詞彙逐漸成為社會關注焦點的現在，再現經典、解讀經典，倡導健康的生活方式，使五臟各司其職，讓身體健康長壽，就顯得尤為必要。

目　錄

壹　養五臟才是養生的重點

陸

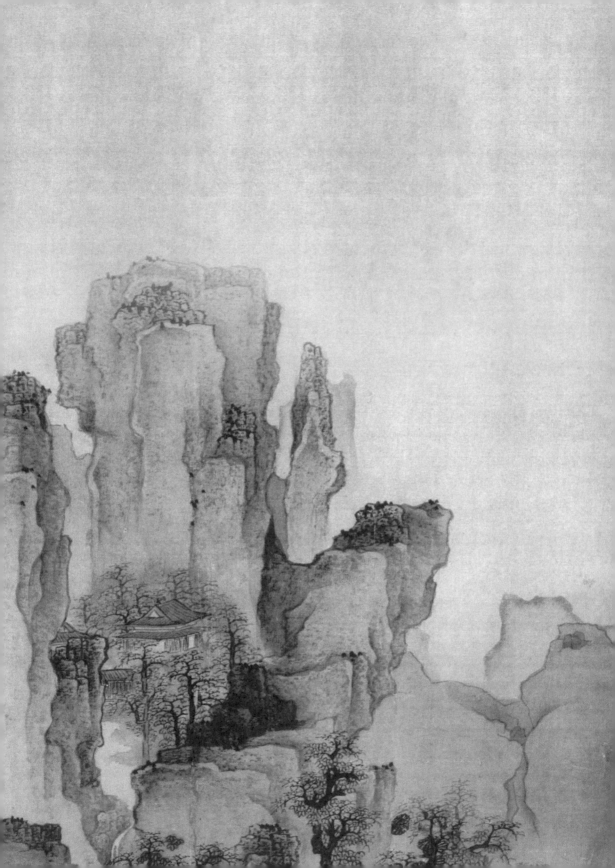

養五臟才是養生的重點

壹

我們的身體是一個王國，心是君主，腎是國母，肺爲宰相，肝是將軍，脾是大內總管；六腑是地方，配合著五臟的工作。只有臟與臟、臟與腑之間互相協調配合，我們人體才能健康。如同治理國家一樣，若想健康長壽，養好五臟是一條相當重要的養生法則。

保養五臟是守護健康的關鍵

許多患者在看中醫時，經常會聽到醫生說「腎虛」、「肝旺」等這些詞語，就此常擔心是不是自己的腎或肝出了什麼毛病？

其實，中醫所說的腎和肝，並不完全等同於現代解剖學上的臟器概念。中醫所說的心、肝、脾、肺、腎，是一個濃縮的抽象概念，或者說是符號，中醫學稱之為「象」，不是一個實實在在具體的器官。

比如說，中醫學認為腎藏精，主生長、主生殖、主水、主骨，如果仔細分析這些功能，它涉及到現代醫學中內分泌、生殖、運動、泌尿等多個系統，這顯然不是一個腎臟器官所能涵蓋。所以，中醫說的「腎虛」，實際上是指這些諸多被冠以「腎」的功能，出現了一種虛弱或不足的病理狀態，而不一定是腎本身的病變。

五臟是人體的調遣指揮

按照《黃帝內經》的論述：五臟者，藏精氣而不瀉。至於其他器官，四肢百骸位於人體的外圍，經絡是氣血運行的通道，官竅為內臟與外界溝通的視窗。雖然它們都有各自獨特、不可替代的功能與作用，但在人體中都得接受五臟的指揮和調遣。比如說，血受心控、氣為肺管、主水在腎、脾主四肢等，五官更是為五臟之屬下。

如果五臟正常的生理功能出現紊亂或異常時，就會引發各種疾病，甚至危及生命。養生保健同樣也是如此，要充養氣血就得補肺養心，要暢通氣機就要疏肝調肝，想耳聰目明就要益肝強腎。只有瞭解五臟的特性，以及它們與形體諸竅的各種聯繫，才能臟有所養，病有所醫，達到事半功倍，取得最好的效果。

五臟養生要「天人合一」

我們的祖先認為，世上萬物，包括人與自然，都是由木、火、土、金、水這五種基本元素組成，並由此「相雜」、「相和」化生而來；並循環往復、生生不息。因此由中國傳統文化延續而來的中醫學，其核心思想就是「天人合一」，即天地和人體所遵循的是同一個規律，只不過天地是一個大宇宙，而人體則是一個小宇宙。

既然自然界是由木、火、土、金、水這五大元素所構成，那麼在與其相匹配的人體中，也就有肝、心、脾、肺、腎五大臟器，它們互動互應，相生相剋，是不可分離的整體。所以中醫學與其他醫學體系最大的不同就在於，它更注重自然環境、地理方位、氣候季節的變化和影響，同樣的疾病，同樣的一個人，可以因它（他）所處之四時、五行、六氣、八卦的不同，而在治療或養生方法上出現非常明顯的變化。

- 人與自然五行歸類表

自然界							五行	人體						
五方	五時	五氣	五化	五色	五味	五音		五臟	五腑	五體	五官	五液	五志	五志
東	春	風	生	蒼（青）	酸	角	木	肝	膽	筋	目	淚	怒	呼
南	夏	熱	長	赤	苦	徵	火	心	小腸	脈	舌	汗	喜	笑
中	長夏	溼	化	黃	甘	宮	土	脾	胃	肌肉	口	涎	思	歌
西	秋	燥	收	白	辛	商	金	肺	大腸	皮毛	鼻	涕	憂	哭
北	冬	寒	藏	黑	鹹	羽	水	腎	膀胱	骨	耳	唾	恐	呻

注意　五臟只能補不能瀉

《黃帝內經》記載：「所謂五臟者，藏精氣而不瀉」。臟，在古時又稱「藏」。因為五臟在人體中的主要生理功能，就是生化和儲藏精氣，其特點就是「藏而不瀉」。

我們人之所以能靈動、鮮活地存於世上，所依賴的就是氣血津液的充養和滋潤，所有這些精華物質都儲存在五臟之中，當它們離開、耗盡之時，也就意味著生命的消亡。因此，中醫認為養生就是養五臟、存精氣，只有儲存和保留好人的精、氣、神，才能避免正氣外洩，病邪乘虛而入。所以，保養五臟時只能補不能瀉。

由於人體中五臟的功能各有側重，各臟所存儲的精氣也各不相同，如「心藏脈、肺藏氣、脾藏營、肝藏血、腎藏精」。所以保養五臟時，絕不可一概而論，應當辨臟施養。

按照五行養五臟

掌握五臟生剋規律

據傳，乾隆皇帝有一次問《四庫全書》主編，即大學士紀曉嵐，為什麼人們總說買（賣）東西，卻不說買（賣）南北？紀曉嵐答道：因為東方屬木、西方屬金，金木可買可賣，南方屬火、北方屬水，水火無需買賣。

由此我們可以發現，在中國人的骨子裡、語言中，這種東西南北中，木火土金水的概念比比皆是。這便是中國傳統文化最為重要的理論基礎——「五行」學說。

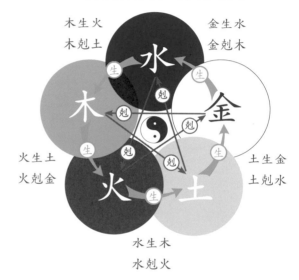

五行相生與五行相剋圖

木生火
木剋土

金生水
金剋木

火生土
火剋金

土生金
土剋水

水生木
水剋火

木、火、土、金、水五行之間具有相生相剋的關係，於是，與其相匹配的人體五大臟器肝、心、脾、肺、腎，同樣也互動互應，相生相剋。

瞭解這些規律，就不會只見樹木不見森林，頭痛醫頭，腳痛醫腳。知道疾病在臟腑之間的相互影響，及傳變規律，就可以提前介入，防患於未然。中醫常說的「虛者補其母，實者瀉其子」，這裡所說的母和子就是五行相生中的母子關係。因此，清代名醫王清任說得好：「著書不明臟腑生剋，豈不是癡人說夢，治病不明臟腑五行，何異於盲子夜行。」

五行、五臟的相生相剋關係

　　五臟之間既相互滋生，又相互制約，並以此來維持身體的穩定和平衡，在五行中它們常被稱為「相生」或「相剋」。這種五行（五臟）之間的相生和相剋關係，是密切關聯又不可分割的兩個方面。而掌握五臟的生剋規律，將會為你打開健康的大門。

● 五行與五臟相生關係

五行	五臟
木生火	肝藏血，心主血脈，因肝藏血，能疏泄氣機，調節血量，故它可助心主血脈功能的正常發揮，中醫將這稱為「肝藏血以濟心」。
火生土	心為火，脾主運化，因心屬火，主血脈，故心陽能溫煦脾胃、心血可滋潤中土，從而促進脾胃內氣血的生化，中醫稱其為「心助脾運」。
土生金	中醫稱「脾氣散精、上歸於肺」，因此氣血雖為脾所生，但它在體內先要傳輸於肺，才能敷布全身，故中醫認為肺氣乃脾氣所養。
金生水	肺主氣、司清肅，腎藏精、主納氣，因此只有肺氣清肅下行，通調水道，腎精才能收斂閉藏，腎氣方可攝納歸元，故中醫認為腎水為肺金所生。
水生木	腎藏精屬水，肝藏血為木，因血乃精化，故中醫常說，補其腎精，就可化其肝血，滋腎水而能潤肝木。

● 五行與五臟相剋關係

五行	五臟
木剋土	以肝木的條達，來疏泄脾土的壅滯，即五行中的「木剋土」。
土剋水	以脾土的運化水濕，來防止腎水的過度氾濫，即五行中的「土剋水」。
水剋火	以腎水的滋潤上行，來平和制約心火的狂躁，即五行中的「水剋火」。
火剋金	以心火的溫煦促進肺氣的宣發，來制約肺氣的過於肅降，即五行中的「火剋金」。
金剋木	以肺氣的清肅下降，氣機調暢，來抑制肝氣的過分升發，即五行中的「金剋木」。

辨食物顏色補五臟

《黃帝內經》中提到，青色養肝、紅色補心、黃色益脾、白色潤肺、黑色補腎。

中醫認為，自然界中的五色，也與人體中的五臟相匹配。大自然中的赤、橙、黃、綠、青、藍、紫，絢麗斑斕，在為我們帶來美好視覺感受的同時，還隱含著一定的健康意義。根據中國傳統醫學中「五色配五臟」的理論，在每一種顏色的背後，都有其特定的保健功效。

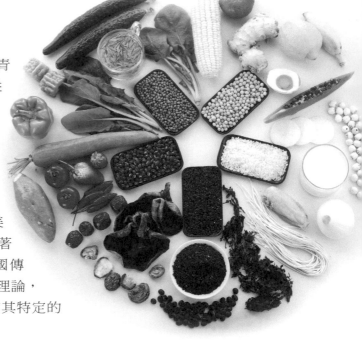

白色食物不僅蛋白質非常豐富，而且脂肪含量也較紅色食品低很多，它入肺經，具有益氣行氣的作用；黑色食品則入腎經，滋陰補腎、健腦益智、抗衰老的功效較為明顯；青（綠）色食品以入肝經為主，在體內常扮演著「清道夫」、「守護神」的角色，發揮清熱解毒、疏肝強肝的作用；紅色食品入心經，可益氣補血，促進血液、淋巴液生成與循環；黃色食品入脾經，健脾和胃，助消化、促代謝，降糖、降脂、利尿。

● 五色常見食物

五色	常見食物
青色養肝	綠豆、菠菜、綠花椰菜、黃瓜、絲瓜、芹菜、韭菜、青辣椒、茼蒿、萵筍、白菜、薺菜、油菜、四季豆、空心菜、苦瓜等。
紅色補心	紅豆、紅薯、紅蘿蔔、紅辣椒、紅棗、番茄、山楂、草莓等。
黃色益脾	黃豆、牛蒡、薏仁、韭黃、南瓜、蘋果、蛋黃、粟米、玉米等。
白色潤肺	白豆、冬瓜、梨、白蘿蔔、銀耳、百合、茭白、蓮藕、米、麵、豆腐、花菜、竹筍、山藥等。
黑色補腎	黑豆、黑芝麻、黑木耳、紫菜、烏骨雞等。

品食物味道調五臟

《素問・宣明五氣》認為「酸入肝、辛入肺、苦入心、鹹入腎、甘入脾」。

五味在中醫藥學中是指酸、苦、甘、辛、鹹這五種味道。總體而言，雖然它們都有增強體質、治療疾病的作用。但不同味道的食品或藥物，還是有著各自的側重點。因此，中醫在選擇食物或藥品時，既強調整個食療結構與藥物處方中五味的平衡與協調，也時常會根據治療和調理的需要，對某種食品或藥物有所強調，這樣就能更好地發揮其治療和養生功效。

酸入肝	中醫認為酸味入肝，具有收斂、固澀、止汗、止瀉等作用；現代臨床研究發現，酸味有增強人的消化功能和保護肝臟、降血壓、軟化血管之功效。以酸味為主的烏梅、石榴、番茄、山楂、柳丁等均富含維他命 C，可防癌、抗衰老，防治動脈硬化。
苦入心	中醫認為苦味入心，具有清熱瀉火、燥濕通洩等作用。因此自古就有「良藥苦口利於心」的說法。如橘皮、苦杏仁、苦瓜、百合等，常吃能防止毒素積累，預防各種瘡症。
甘入脾	中醫認為甘味入脾，具有補養氣血、補充熱量、解除疲勞、調和藥性等作用，並可解急痙攣、止痛，如紅糖、桂圓肉、蜂蜜等都是補脾食物的不錯選擇。
辛入肺	中醫認為辛味入肺，有發汗解表、理氣行氣的功效。人們常吃的蔥、蒜、薑、辣椒、胡椒、桑葉、菊花、薄荷，均以辛味為主，它們大多能發散行氣、疏通經絡，經常食用，可預防感冒。
鹹入腎	中醫認為鹹味入腎，具有瀉下、軟堅、散結、滋養腎陰等作用。

飲食中五味若是過偏過重，也會引發疾病，如酸味太過容易造成肝氣太旺，而克制脾胃功能（木剋土）；苦味太過又很容易造成心火太旺，而克制肺氣（火剋金）；甘味太過很容易造成脾胃過旺，而克制腎氣（土剋水）；辛味太過容易造成肺氣過盛，而克制肝氣（金剋木）；鹹味過多很容易造成腎氣過盛，而克制心氣（水剋火）。

望五官知五臟

《黃帝內經》中稱，肝開竅於目，心開竅於舌，脾開竅於口，肺開竅於鼻，腎開竅於耳。

中醫認為，人的五官是五臟的窗口和門戶。因此，當五臟出現異常或不適時，第一時間會在五官上反映出來。

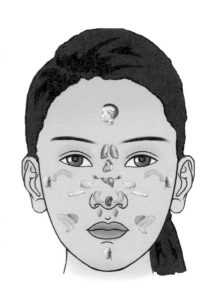

肝臟異常時，人的眼睛就容易出現乾澀、黃疸、畏光、流淚、視力模糊等；脾生疾病時，就可能會出現口淡無味、口腔潰瘍等；肺功能不好時，則可出現鼻塞、流涕、打噴嚏、嗅覺減退等；心臟不好時，時常可見到口乾舌紅、舌頭轉動不靈、吐字不清等；腎功能不好時，就會引發耳鳴、耳癢、耳背、耳聾等。

根據五臟與五官的對應關係，在治療五官疾病時，不僅要治五官，更要找到其根源——它所對應的五臟。反過來，我們通過觀察五官的狀態，也能判斷五臟的健康狀況。

五官與五臟	健康狀態
肝開竅於目	雙眼發黃、眼角發青，可能是得了肝病；看不清東西，可能與肝血不足有關；眼睛發紅、發脹，可能與體內肝火旺盛有關；眼睛發乾，可能是陰血不足所致。
心開竅於舌	舌尖顏色很深，可能是心臟有火；舌頭出現瘀血、瘀斑，可能是血循環不好；舌頭長瘡，可能是心火過旺，與飲食和心情都有關；有些心臟疾病會導致舌頭不靈活、舌蜷縮等問題。
脾開竅於口	嘴唇發暗，可能是脾胃虛寒所致；嘴唇顏色過紅，可能是脾胃有火；嘴唇蒼白，說明體內有氣血不足、營養不良、貧血、脾胃功能低下等問題；口角潰爛，可能是脾胃過熱所致。
肺開竅於鼻	鼻子很紅，可能是肺熱所致，也可能是內火旺盛所致；鼻子出血或異常乾燥，則可能是體內陰氣不足或陽氣過盛所致。
腎開竅於耳	腎病患者往往會出現耳聾、耳鳴等症狀；反之，如果聽力敏銳，則說明腎器官較好。

臟與腑似夫妻，臟主內腑主外

我們都知道，人有五臟六腑，五臟就是心、肝、脾、肺、腎，六腑為膽、胃、小腸、大腸、膀胱、三焦。從功能上來看，五臟主要負責化生和貯藏精氣，而六腑主要是接受、盛放、傳化食物中的水穀精微及糟粕。就這一點來看，臟腑就像一對夫妻，一個主內，一個主外。

臟腑是一一對應、互為表裡的。心和小腸是一對，肝膽是一對，脾胃是一對，肺和大腸是一對，腎和膀胱是一對。所以，一個咳嗽、有肺病的人假如大便乾燥，就一定要通便，兩邊一起治。反過來也一樣，便秘的人也要從肺來調。

中醫認為，人的生命活動和新陳代謝，主要就是通過臟與臟、臟與腑之間的相互幫助、相互協調、相互平衡來進行的。我們如果能全面且準確地瞭解五臟六腑各自主要的生理特點，以及它們之間的相互關係，有重點、針對性地進行身體的調理和保健，就能讓治療更有效、身體更健康。

心與小腸

《素問・靈蘭秘典論》中稱心為「君主之官」。在古人眼中，心就相當於一個國家的君王，可以看出其地位之重要。為什麼《黃帝內經》如此重視心呢？首先，「心者……精神之所舍也」說的是人的精神、思維、意識，皆出自於心。其次，《素問・痿論》中稱「心主身之血脈」，「血」是指人體中的血液，只有依靠心氣的推動，方可流注、營養和滋潤全身；「脈」是指血脈，因為人體中的血管都是從心而出，若心力衰竭，血管搏動消失，生命也就自然終結了。

小腸位於腹腔，經過胃消化後的飲食水穀進入小腸，進行進一步消化，吸收其中的營養，排除其糟粕。小腸有了問題就會出現消化吸收功能障礙，大小便異常，如腹痛、腹瀉、少尿等症。

　　心與小腸互屬表裡，心之陽氣下降於小腸，幫助小腸區別食物中的精華和糟粕。如果心火過盛，可移熱於小腸，出現小便短赤、灼痛、血尿等症狀，反之，小腸有熱，也可引起心火亢盛，出現心中煩熱、面紅、口舌生瘡等症狀。

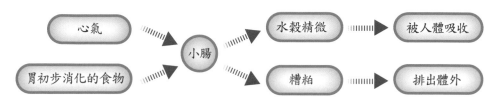

肝與膽

　　《素問・靈蘭秘典論》中將肝形容為「將軍之官」，可見其性強悍。肝主藏血，為人之血庫，不過它體陰而用陽，主要功能是疏泄和條達人的氣機。而中醫所說的「氣機」，是指氣在人體中「升、降、出、入」這四種活動形式。正因為如此，人的精神情緒、血液調節以及脾胃的運化、膽汁的分泌和排泄，甚至包括男子的排精與女子的月經，在不同程度上都會受到肝主疏泄的調節和影響。

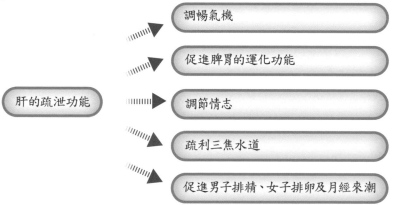

　　膽居六腑之首，它的主要功能就是貯存和排泄膽汁，所以當人開始進食動物類或油脂類食品時，膽囊就會開始收縮，將膽汁排泄到十二指腸中，以幫助消化食物。膽汁的正常排泄，主要依靠的就是肝的疏泄功能。如果肝的疏泄功能發生異常，就會造成膽汁排泄不利。此外，中醫還稱膽為「中正之官，決斷出焉」，膽的這種決斷作用，其實背後還是肝的疏泄功能在發揮作用。

膽氣強壯	受到突然的精神刺激後，影響程度較輕，恢復極快。
膽氣虛弱	受到突然的精神刺激後，影響極大，還易因此而患病。

脾與胃

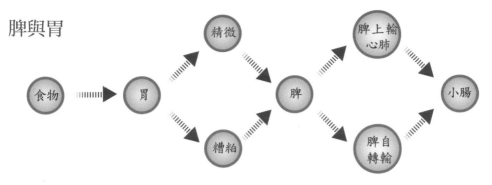

　　清高士宗《素問直解》稱「脾者，倉廩之本，消化水穀……水化則其血乃成，故榮之居也」。所以脾的主要功能就是運化，「運」指食物的轉運和輸送，「化」則為營養物質的消化與吸收。而且「脾氣主升」，它將運化而來的水穀精微，上升傳輸至心、肺、頭、目，並營養全身。所以中醫將脾稱之為「後天之本」、「氣血生化之源」。即便是脾所具有的調節水液、統攝血液、主肌肉、主四肢等其他功能，也大多與脾的運化有著千絲萬縷的聯繫。

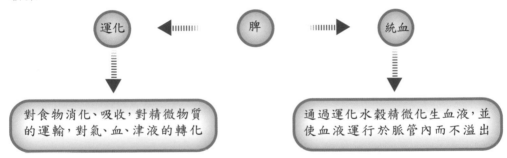

　　胃的功能，主要是接受、容納食物，主通降，以降為和；以配合脾的運化、上升，正是這一臟一腑、一納一運、一升一降，才共同完成了食物和營養成分的消化、吸收、運輸任務。因此中醫裡脾胃功能經常是密不可分的，如古人常說的「得胃氣者生，失胃氣者死」，這裡的「胃」實際上也包括了脾。

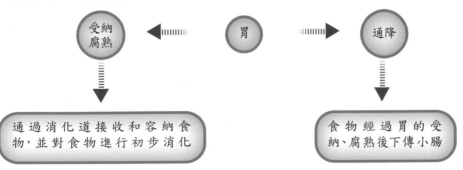

23

肺與大腸

　　《素問・陰陽應像大論》說「天氣通於肺」，因此肺具有司呼吸、吐故納新，從自然界攝取清氣，排出體內濁氣，進行氣體交換的功能。但《素問・五藏生成論》和《素問・六節藏象論》，同時指出「諸氣者皆屬於肺」、「肺者，氣之本」。因而中醫認為，肺主一身之氣，這時所說的氣，不僅是指吐納之氣，而是身體中所有的氣；它們通過肺的宣發和肅降，運行於體內各個臟腑器官組織之間。如肺氣的肅降，可通調水道，將津液①下輸膀胱，輸出小便；下達大腸，排泄糟粕。

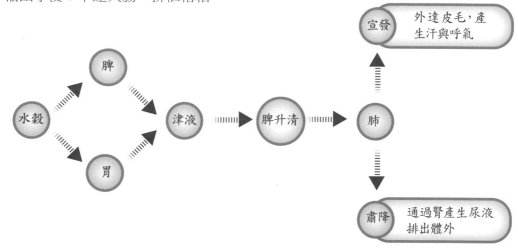

　　《素問・靈蘭秘典論》稱「大腸者，傳導之官，變化出焉」，它的主要功能是傳化糟粕，將經過小腸泌別清濁後剩餘的食物殘渣排出體外。大腸與肺為表裡，若肺氣肅降順暢，即可促進大腸的傳導，排出糞便；若肺氣不足，或肺失肅降，就會導致大腸傳導無力，大便排泄困難。反之，大腸鬱積，腑氣不通，也可影響到肺的宣降，造成肺氣上逆，出現胸悶、咳喘。

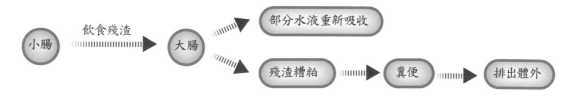

①　津液是體內一切正常水液的總稱，包括各組織器官的內在體液及其正常的分泌物，如涕、淚、唾液等。但津和液之間又略有不同，較清稀的水液稱為「津」，較濃稠的稱「液」，津液本同一體，且相互之間可以轉化，所以通常以津液並稱。

腎與膀胱

《素問·上古天真論》中說「腎者主水，受五藏六府之精而藏之」。這裡的五臟六腑之精主要分為兩大部分，一是來源於父母，主管人體生殖發育功能的先天之精；二是來源於脾胃，水穀所化滋養機體的後天之精。而且腎中內藏元陰元陽，元陰屬水、元陽屬火，故腎為「水火之臟」，陰陽之根。

腎屬水，人的水液代謝，主要依靠腎的氣化功能。它主持將津液輸布全身，濡養、滋潤臟腑組織，同時又將經過臟腑組織代謝後的濁液排出體外，以維持水液的平衡。此外，腎還主骨生髓、主納氣，中醫認為，氣根於腎而歸於肺，所以肺氣的肅降，尚需要腎氣的攝納。

腎與膀胱為表裡，膀胱的主要功能是貯尿和排尿，受控於腎氣的變化。若腎氣充足，尿液便可經膀胱及時排出體外；若腎氣不足、固攝無權，就會出現小便頻繁、遺尿或失禁；若腎陽虛虧、氣化不及，即可發生尿閉或小便不暢。同樣，若是膀胱濕熱或膀胱失約，也會影響到腎氣的蒸騰和固攝，出現小便異常。

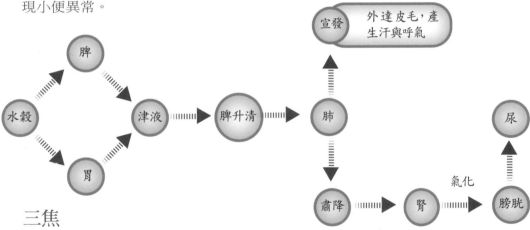

三焦

六腑中的三焦，就是指人體的上、中、下三焦，為中醫理論所獨有。中醫將膈以上部位稱為上焦，膈以下至臍部位稱為中焦，臍以下至二陰稱為下焦。三焦的主要生理功能是通行元氣、運化水液，因此它是人體氣和水液代謝與運行的一個重要通道，尤其是水液。前人將三焦功能形象地比喻為：上焦如霧（氣的升發和宣散），中焦如漚（水穀精微的消化、吸收和輸布，血液的化生），下焦如瀆（糞便和尿液的排泄）。

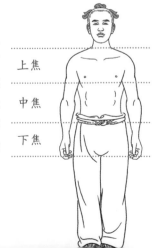

年齡不同，五臟功能大不同

在民間諺語中有「老要精神少要穩」的說法，意思就是說老年人因身體狀況較弱，可以良好的精神面貌加以彌補；而年輕人性情較為衝動，則應儘量保持穩重。基於同樣的道理，前人提醒人們「少不看水滸，老不看三國」，因為前者打打殺殺，場面比較火爆，後者機謀重重，其中詭計多端，從而讓人們要注意克制自己年齡段較為容易出現的錯誤。

小孩脾常不足，肝常有餘

《黃帝內經》裡說，小孩子是「稚陰稚陽」之體，還沒有發育完善。說明氣血還不充足，體質易虛易實，易寒易熱。孩子的生長發育特別旺盛，比成人的生長率要高很多、快很多，需要的營養物質也就特別多。但脾胃薄弱，消化能力較差，加上小兒飲食不能自節，容易為飲食所傷。

肝屬木，在春天生發。幼兒期是人一生中的春天，正是肝氣初生的時候，少陽之氣特別旺盛。中醫上常常稱之為「肝常有餘」，最典型的症狀便是性急、煩吵、脾氣大。

衰老以肝衰為先導，脾腎虛是根本

《黃帝內經》記載，「五十歲，肝氣始衰，肝葉始薄，膽汁始減，目始不明。」說明肝最先衰老。當人們自覺衰老來臨，多是從「目始不明」及體力下降（「筋不能動」）開始的，因為肝主筋、開於目。

腎為先天之本，腎中精氣是構成人體的基本物質。腎氣漸虛時，不能充養髓海，就會導致大腦思維遲鈍、言語多誤、健忘，甚者癡呆，對疾病的反應能力差。

脾胃為後天之本。步入老年後，脾胃虛弱，消化吸收水穀精微的能力不足，是衰老的重要原因。另外，脾主肌肉，老年人還極易出現肌肉萎縮，所以中老年人需要進行適當的運動，強身健體。

人一生中，五臟如何生盛虛衰

在《黃帝內經》中，我們的先輩根據不同年齡段，與人的生理和心理狀況，提出了肝「在志為怒」的觀點。當人為情志所傷時，也是由肝來疏泄。養生保健就是要依照各個年齡段的特點行事，根據年齡，該跑則跑，當臥則臥，這樣才能防止耗傷，順利完成這個天賦的生命過程。

解讀《黃帝內經》

【原文】

人生十歲，五藏始定，血氣已通，其氣在下，故好走。二十歲，血氣始盛，肌肉方長，故好趨。三十歲，五藏大定，肌肉堅固，血脈盛滿，故好步。四十歲，五藏六府，十二經脈，皆大盛以平定，腠理始疏，榮華頹落，髮頗斑白，平盛不搖，故好坐。五十歲，肝氣始衰，肝葉始薄，膽汁始滅，目始不明。六十歲，心氣始衰，苦憂悲，血氣懈惰，故好臥。七十歲，脾氣虛，皮膚枯。八十歲，肺氣衰，魄離，故言善誤。九十歲，腎氣焦，四藏經脈空虛。百歲，五藏皆虛，神氣皆去，形骸獨居而終矣。

【釋義】

人在 10 歲的時候，五臟基本上長成了，以五臟為基礎的氣血開始在全身流通，因主要集中在人體下部，所以 10 歲左右的小孩都喜歡走或跑；長到 20 歲，氣血變得旺盛，肌肉逐漸發達，這個年歲的人喜歡小步快走；30 歲時，五臟發育完全，此時肌肉結實，氣血充盛，走路都邁著方步，不緊不慢；40 歲時，臟腑都發展到極點而衰退了，於是皮肉開始鬆弛，頭髮開始脫落，兩鬢斑白，這個年歲的人不再喜歡走動，而是樂意穩穩當當地坐下來；50 歲時，肝氣就開始衰弱，膽汁減少，視力就不怎麼好了；60 歲時，心氣開始衰弱，氣血運行遲緩，常會產生悲觀失望的情緒，60 歲的人體力不濟了，喜歡躺著；70 歲時，脾氣虛損，皮膚乾燥沒有光澤；80 歲時，肺氣衰弱，精神不濟，說話常常出錯；90 歲時，腎氣衰竭，其他四臟也因為失去了腎臟的滋養而日漸空虛；100 歲時，五臟都虛損了，精神和氣血也都不能耗竭，只剩下形體了，這個時候，人就壽終正寢了。

別讓「喜怒哀樂」傷了五臟

　　戰國時期，有個楚國人叫伍子胥。他本來在楚國有大好的政治前途，後來卻因楚王昏庸無知，聽信了小人的讒言，而把他的父兄給殺掉，最後還要殺他。伍子胥迫於無奈，只好從楚國逃走。當逃到昭關的時候，後有追兵，前有雄關，在驚怒憂恐之下，他的頭髮在一夜之間全白了。

　　由此可見，「喜怒哀樂」情緒的變化，對於人的五臟有著非常重要的影響。五臟與五志是相通的，《黃帝內經》中指出「怒傷肝」、「喜傷心」、「思傷脾」、「憂傷肺」、「恐傷腎」。在臨床上因過怒而造成肝氣橫逆上衝，過喜而擾亂心神情緒異常的病例屢見不鮮。人的生命中，如果缺乏一種良好的心態，不懂得怎樣去調節自己的情緒，那就很難做到「養生」、「攝生」，所以，想要五臟健康，就要學會控制「喜怒哀樂」的情志變化。

怒傷肝

　　中醫講，肝主疏泄、調達氣機，因而肝氣最喜條達舒暢，肝柔則氣順血和，肝鬱則氣逆血亂。所以當人發怒時，就會損傷人的氣機，導致肝失條達，肝氣橫逆。

　　在臨床上有時憤怒過度，還會造成血管破裂，出現吐血，甚至休克、暈厥、腦血管意外、心肌梗塞等病症。在《三國演義》中，諸葛亮氣周瑜時，作者寫道「周瑜忽大叫一聲，口中噴血，墜於馬下」，周瑜就是因怒傷氣，導致出血。因此，應儘量戒怒，心態平和對人對己都有益處。

要有意識地去制怒，然後，有意躲開一觸即發的發怒現場與爭吵對象。

喜傷心

俗語說「人逢喜事精神爽」，人在高興的時候，體內氣血運行舒緩平和、通達順暢。所以喜在大多數情況下，是一種良性的情緒活動。中醫認為「心主神明」，心是情志思維活動的控制和調節中樞，不可過旺，不可過弱，如果出現超乎常態的「喜」，就會擾亂心神，令人語無倫次，舉止失常。

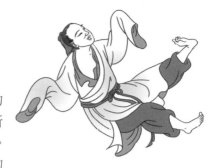

在日常生活中，當大喜臨門時，要注意控制自己的感情，不要過分激動。

我們熟悉的「范進中舉」，就是一個極好的例子。當他在不經意間突然得到了幾十年來夢寐以求的東西，狂喜的心情無以言喻，於是氣血逆亂，顛狂發病。

思傷脾

思慮過度，不僅會影響人的消化吸收功能，並且因脾為氣血生化之源，日常時久還會導致身體的氣血虛虧。再者，氣為陽，喜動，它攜血而行，流通於全身，所以《黃帝內經》中提醒人們注意「思則氣結」，千萬不可憂思太過，以免造成體內氣血鬱結、痰濕淤阻、經脈不通，從而危及身體健康。

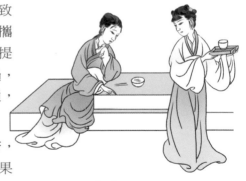

因思慮感到焦躁不安時，選擇出門散步呼吸新鮮空氣，則會給人帶來愉悅感。

宋詞講「相思最苦」，既有心理上的痛苦，還有生理上的折磨，若不解除，它的最終結果就是形體消瘦、衣帶漸寬。另外，這種「思則傷脾」還包括用心（腦）過度，最典型的代表就是諸葛亮。他一生殫思竭慮，鞠躬盡瘁，死而後已，直至歸天。所以，當司馬懿知其一餐已不能食盡一小碗米飯時，心中篤定，因為他知道諸葛亮脾胃大傷、胃氣盡失，將不久於人世。果然，武侯星落五丈原。

養五臟才是養生的重點

憂傷肺

　　《黃帝內經》中說「悲則氣消」，就是說悲傷是最容易耗氣傷肺，因為在臟腑中肺主一身之氣。中醫認為，氣宜聚不宜散，宜藏不宜漏。而過度的悲傷，就會造成肺氣的洩漏和耗散，最終導致身體的虛損。

　　《紅樓夢》中悲悲切切的林黛玉，就是悲則氣消的絕好例證。曹雪芹筆下的林黛玉，是絳珠仙草的化身，在前世欠下了寶玉的澆水之恩，於是現世就用淚水來償還他，整天哭哭啼啼、以淚洗面。正是這種過於悲傷的心理狀態和脆弱敏感的性格，令她悲而復悲，肺氣大虛，最終患上了虛損之證，時時咳血，終至香消玉殞。

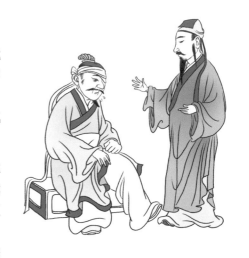

人在強烈悲哀時，可傷及肺，可以放聲大哭，排除體內鬱結之氣，緩解對肺的傷害。

恐傷腎

　　人在遭遇驚恐之事時，大多會有下肢無力，甚至小便失禁的症狀發生。故《黃帝內經》中說「恐則氣下」，這裡的「下」字，一是說人在恐懼的時候，氣血多會向下運行；二是指腎，因為腎位於人體軀幹的下端，屬下焦，司二便，所以中醫常說「恐傷腎」，在臨床上確實如此。例如在形容一個人害怕時，常常會說他「嚇得屁滾尿流」。再比如，小孩忽然間受到驚嚇，就時常會尿褲子。

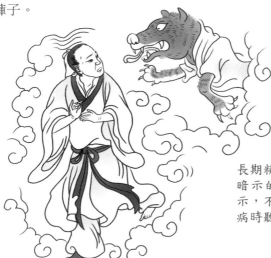

長期精神緊張、恐懼會損傷腎，易接受暗示的人要注意回避掉負面的心理暗示，不要在夜裡聽鬼故事，也不要在生病時聽有關疾病的治療、死亡率等。

這些生活小細節連累著五臟

現實生活中，許多人一方面希望擁有健康，另一方面又不注重培養健康的生活方式，我們的五臟在日漸惡劣的環境和不健康的生活方式之下不堪重負。

空氣品質不好時晨運，易傷肺腎

很多人喜歡晨運，但實際上早晨的空氣流動性最差，汙染物不易擴散，空氣品質反而不好，尤其現在很多小公園都靠著馬路邊，人們在運動的同時，旁邊馬路上車流不斷，吸進去的都是汙染的空氣，而空氣中的汙染物一旦被呼吸道吸收，不經過肝臟解毒直接就進入了血液。

人們若長期在這種汙染環境下運動，會導致人體處於慢性缺氧狀態，血液黏稠度增加、血液酸化、細胞代謝緩慢。若動脈血液質量不好，人就非常容易疲勞，皮膚會顯得晦暗、不清潔。吸進來的汙染物最終還要經過呼吸、小便排出去，這樣，無形中又增加了肺和腎的負擔。

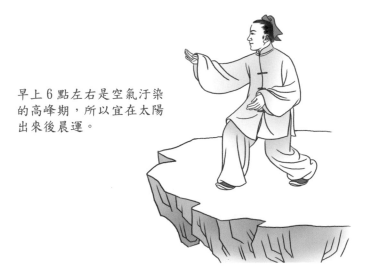

早上 6 點左右是空氣汙染的高峰期，所以宜在太陽出來後晨運。

長時間吹空調，影響排汗功能

出汗是保持身體平衡的一個重要環節，首先它可以調節人體溫度，因為汗液的蒸發能帶走人體很多熱量，發揮散熱的目的。同時，汗液還可以補充皮膚中的水分，滋潤皮膚。尤其夏季炎熱，五行屬火，出汗更是一種最天然、最環保的散熱途徑，它可以使氣血外達、陰陽平衡。

人若長時間待在空調屋內，就會導致皮膚表面的毛孔腠理①閉塞，體內氣血循環不暢，尤其是空調降溫後所形成的室內外溫差，會使原本正常的汗液分泌被迫減少或停止，導致皮膚上的溫度感受器與大腦中的體溫調節中樞功能出現異常。

此外，空調房內寒氣過重，會傷及人的陽氣，嚴重降低免疫機能，誘發上呼吸道感染等疾病。再加上空調環境中門窗密閉、空氣缺少流通與交換，所以只要存在一個疾病傳播源，就會迅速擴散，引起較大規模的疾病流行。即便沒有發生病原體的感染，時間一長人也會出現肢體乏力、精神不振等不適，這是大腦或身體缺氧的信號。

長期熬夜，易傷心脾腎

長時間熬夜，首先影響人的免疫系統，因為熬夜會打亂正常的作息規律，使一天中的陽氣不能按時收藏，陰血無法滋養，心神難以相交，從而致使身體抵抗力下降。

接下來則是脾失運化，痰濕內生，鬱積於內臟血管，所以熬夜的人與睡眠不正常的人，最容易出現肥胖，以及代謝症候群。熬夜還會造成心腎不能相交，心火旺盛，腎水不足，這既影響人的迷走神經，又危及生殖的內分泌系統。

另外，伴隨加班而來的是高度的精神壓力，而巨大的精神壓力，則是心腦血管疾病、糖尿病等疾病最重要的誘發因素。

---

① 「腠理」是指皮膚、肌肉、臟腑的紋理及皮膚、肌肉間隙交接處的組織，具有滲洩體液，流通氣血，抵禦外邪等功能。

多運動，五臟也會受益

中醫認為，脾主肌肉、腎主骨、肝主筋、心主脈、肺主皮毛，因此人體中的皮、肉、筋、骨、脈這「五體」與五臟密切相關。也就是說，五臟與五體是不可分離的，氣血津液進入五臟之後，它同時也會輸送到五體並滋養。

中醫一直認為「有內必形於外，有外必現於內」，所以只有肌肉豐盛、筋骨強健、血脈通順、皮膚光澤，才是一個人身體健康的重要標誌。相反，如果長期缺少運動，會導致人體四肢纖細、筋骨萎軟、血脈阻滯、形體肥胖臃腫，並波及到其相對應的臟腑，造成各種生理功能的萎縮和退化。運動之於生命的意義，就在於它是雙向的，有時候我們運動的只是外在的肢體，但受益的卻很可能是隱藏於體內的臟腑。

食用過量含激素食物，易傷肝腎

牛奶、奶粉裡可能有三聚氰胺；辣椒裡可能有蘇丹紅；雞、豬可能是被飼料或藥物「催」大的；越來越多的蔬菜和水果在上市銷售前被噴了大量的膨大劑、增紅劑和催熟劑等化學激素……而我們卻天天攝入這些食物，久而久之，就會增加臟腑的負擔，甚至傷害到肝、腎，因為「解毒」須通過肝，「排毒」要經過腎。而且這些化學成分，還會破壞腸道內的益生菌，更有甚者可誘發癌症。因此，大家都應該響應號召，過低碳的綠色生活。

儘可能選用天然、新鮮、富含活性物質的時令食品，如新鮮蔬果、蜂蜜、優酪乳等。

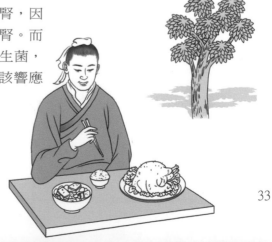

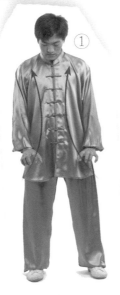

步驟一

兩手掌心向下，十指撐開，手指關節彎曲成虎爪狀；頭自然低下，目視兩掌。（圖①）

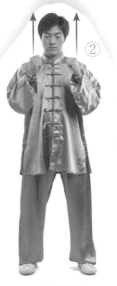

步驟二

接上一動作，兩手外旋，從小指開始彎曲，其餘四指依次彎曲握拳，兩拳沿體前緩慢上提。（圖②）

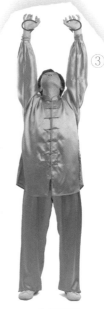

步驟三

兩拳提至兩肩時，十指撐開，向上舉至頭上方，手指再彎曲成虎爪狀；目視兩掌。（圖③）

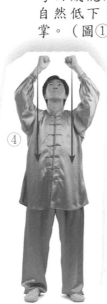

步驟四

兩掌外旋握拳，拳心相對。下拉至肩前時，鬆拳變掌。身體與地面保持垂直。（圖④）

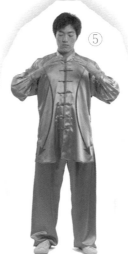

步驟五

兩掌下按，沿體前下落至腹前，十指撐開，掌心向下；目視兩掌。（圖⑤）將上述動作重複三遍。然後，兩手自然垂於體側，目視前方。

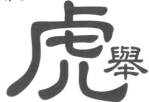

養肝
如同養樹木

貳

五臟之中肝屬木，它就像自然界中的植物，喜歡無拘無束地隨意生長；又像自然界中的風，愛自由來去，十分討厭人爲的管制和約束。養肝就要及時梳理它的性情，性情暴躁只會助長它的脾氣；要想養好肝，在精神上要保持柔和、舒暢，力戒暴怒和抑鬱，以維持其正常的疏泄功能。

肝，將軍之官

《素問・靈蘭祕典論》說：「肝者，將軍之官，謀慮出焉。」

如上所述，《黃帝內經》把人的肝比喻成一個有勇有謀的將軍，用現代人的話說就是人體的健康衛士。它的主要任務就是為人體的健康去奮戰廝殺，無論是身體上的哪個部位，只要有需求，肝就會將所藏之血輸送過去；並通過氣機的疏泄功能，或升或降，或出或入，將氣通達至此。所以肝的升發和疏泄功能，實際上是人體的能量「發動機」和「調節閥」。

肝主疏泄，似將軍外守內調

肝有一個非常重要的功能——主疏泄。疏，即疏通、舒暢；而洩，就是發散、宣洩。中醫裡的肝主升、主動、主散，就如同一個將軍，對外巡遊四方、固守邊疆，對內疏泄氣機，助脾之升、胃之降，運化水穀精微。

肝的疏泄功能表現在哪些方面呢？首先，肝氣能促進脾胃的運化、膽汁的分泌，以保證營養物質的消化吸收與代謝產物的排泄暢通。其次，肝臟的疏泄功能也體現在宣洩人的情志，調節情緒，放鬆心情。最後，肝臟還能控制男子精液和女性經血的下洩。

肝主怒，應適度宣洩怒氣

肝並不是一個只會逞匹夫之勇的將軍，而是一個深謀遠慮、運籌帷幄的軍師和智者，正所謂「謀慮出焉」。就像一個人當怒不怒，就會顯得過於軟弱可欺；反之，一個人如果整日怒氣衝天，情緒激動，思考問題時就會產生偏頗。同樣的道理，肝氣該升發時不升不發，該收降時不收不降，那只能說明此時肝的疏洩功能發生了異常。正所謂將軍怒髮而衝冠，才足以顯示其勇猛無畏之氣，這個怒絕非病態，而是肝本色的自然顯露。

想快樂，先讓「將軍」健康

人是一個鮮活的生命體，它離不開氣血的滋潤和營養，尤其是氣的溫煦和推動。因為氣是血的統帥、生命的靈魂。按照中醫理論，人體的臟腑經絡、氣血津液，這一切都要依賴氣的升降出入才能正常運行。而人體中調節氣機的樞紐就在肝，正是肝的疏泄功能才令氣機疏通暢達、散而不鬱。因此，如何保持肝的疏泄功能正常，是人體健康的關鍵所在。

心情壓抑、愛生氣都易傷肝

在臨床上和日常生活中，凡是氣機疏泄功能正常者，大多肝氣升發有序、心情舒暢條達、精神愉快、思維靈敏、氣血平和、比較健康。而那些氣機疏泄功能異常者，則往往精神抑鬱寡歡、情緒煩躁焦慮、易發怒、易生病。

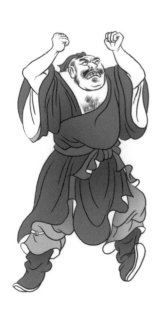

心情壓抑、情志不悅，非常容易導致肝氣鬱積、氣機阻滯。在生理上，氣鬱化火，可引發肝火或心火上擾，而木旺剋土，又將影響脾胃的消化吸收功能，而子病及母，會傷及腎氣精血，從而形成身體的惡性循環。

另外，肝火旺的人往往都性情急躁。中醫認為「氣有餘便是火」，當體內肝氣旺盛，鬱而化火時，這種惱怒和怨恨就會克制不住。如果發洩不出，就會生火化熱，使得氣滯血瘀，進而造成肝陽上亢、灼傷腎陰。

所以，保養五臟，首先就是要調達人的情志，保持心情舒暢，這樣有助於肝氣的疏泄、氣機的條達。

人在暴怒的時候，非常傷肝。即使很生氣需要發洩，也不要超過 3 分鐘。

學會發洩不良情緒

一個人在情緒激動時，應該先讓他自然發洩，而不是竭力去阻撓。只有將這股鬱積之氣傾瀉出來，心情才會比較好受。

當人遭遇七情內傷時，中醫認為宜洩不宜堵。把不良情緒發洩出來，肝氣調達了，心情自然也就舒暢了。因此，中醫強調肝宜柔養、宜疏泄。

但是一個人如果老是發怒，或者發怒過度，則是不正常的。首先，這說明他的肝疏泄功能出現了問題，其次，這種大怒和過怒，會繼續傷害他的肝，當然這裡所指的都是中醫裡的肝。三國時的周瑜在大怒之下箭傷迸裂，倒地而亡，就是「大怒傷肝」的典型案例。所以生活中保持肝氣的柔順、平和與寧靜，對於健康是非常重要的。

如果你在日常生活中，經常無緣無故地出現心情煩惱、頭暈腦脹，特別愛生氣的時候，最好還是讓中醫幫忙調一調肝。雖然未必會發現什麼器質性病變。但從中醫角度而言，你得的可能是情志異常的疾病，具體講就是肝氣鬱積，按照現代心理學的說法，它屬於心理疾病或身心疾病的範疇。此時如果吃上一點疏肝理氣解鬱的中藥，症狀會有明顯的改善。

肝血耗損易疲勞

很多女性的情緒特別容易波動，愛生氣，還易疲勞，尤其是月經期前後。這是因為女性「以血為主」、「以肝為本」，當月經即將來臨時，以及月經期間，肝中陰血多匯聚於胞宮，陰血潛行於下，陽氣浮越於上，這就容易導致肝氣橫逆，易生氣、易發怒。這裡就涉及到肝的另外一個主要功能——主藏血。

肝的藏血功能受到損害時，人體最容易出現的就是疲勞。人的臟腑、經絡、肢體，皆為血所養，肝血不足時，流向全身的血液就會明顯減少，從而影響到氧氣和營養物質的輸送，人就容易因缺氧和營養不良而產生疲倦。

另外，肝臟是人體中最重要的代謝器官，大量的化學物質需要在肝中進行分解、合成、代謝的工作，肝缺血就會降低其解毒功能，導致體內代謝產物的堆積，從而引發疲倦。

睡好、休息好是養肝關鍵

中醫常說肝「體陰而用陽」，這裡所說的「體陰」指的是肝的藏血功能，肝作為人體中的一個大血庫，發揮著貯藏和調節血量的作用。但肝同時卻又承擔著疏泄身體中氣的升降出入功能，而這種不停運動的功能就是所謂的「用陽」。

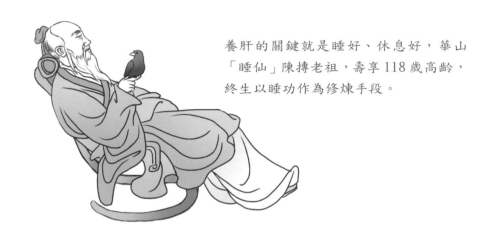

養肝的關鍵就是睡好、休息好，華山「睡仙」陳摶老祖，壽享118歲高齡，終生以睡功作為修煉手段。

這兩者矛盾又統一，正是由於肝中蘊藏著這麼多的陰血，才能平衡它強悍、易動、好勝的性格；反過來，肝不停地疏泄氣機，才能將陰血輸送到體內的各個臟腑經絡發揮作用。

正常情況下，肝中的陰血經肝氣的疏泄調節，運行於全身，供應身體各臟腑器官的代謝運動。如進食時血液會向消化道集中，女性經期時，盆腔充血較為明顯，思考問題時血液則大量湧入頭部；但到了人休息安靜時，就有相當一部分的血液會回流至肝。

《黃帝內經》記載「故人臥，血歸於肝」，也就是說人在休眠狀態時，血回歸於肝，肝中充滿血液；因此中醫認為，養肝的關鍵就是睡好、休息好，讓肝中有血、藏好血。難怪英國大文豪莎士比亞要將睡眠譽為「生命筵席的滋補品」，其實這道筵席上的滋補品，最終就是奔肝而去。

居家診測肝狀況

六法自測肝健康

對照下表，如果一週內有 3 ～ 4 天出現了下列症狀，就在對應症狀前的方框劃上「✓」。若出現了 6 個以上的「✓」，則說明肝已經抗議了，這就提示你需要好好調養自己的肝了。

診法	症狀	可能問題
手診	□ 指端皮膚呈紫紺色	說明體內缺氧，可見於肺功能不全、肺心病
	□ 兩手手心發熱	肝陰不足
	□ 手掌面黃色	肝膽方面疾病
	□ 小魚際處發紅，色深稱為肝掌	肝硬化的表現
	□ 食指過分瘦弱	肝膽功能較差
面診	□ 面紅	肝火上炎
	□ 眼珠腫痛，伴有頭痛、頭暈	肝火內熱
	□ 眼睛常有紅血絲	肝火上炎、肝陽上亢
足診	□ 兩足足心發熱	肝陰不足
	□ 腳掌皮膚發黃	提示肝炎
	□ 趾柔軟肥胖，趾腹呈山型凸凹不平	提示患慢性肝炎
	□ 趾發黃或發白，掌墊增厚，紋理磨蝕嚴重	常見於脂肪肝等症
	□ 腳趾甲動搖脫落	可能患有肝病
望	□ 易怒	肝陽上亢、肝火上炎、肝氣鬱結
聞	□ 常有口臭	肝陽上亢、肝火上炎

問	□ 嘴裡常常苦苦的	肝火上炎
	□ 經常口乾舌燥	肝陰不足、肝火上炎
	□ 無法熟睡，多夢	肝陽上亢、肝火上炎
	□ 心悸健忘	肝陽上亢
	□ 耳鳴如潮	肝陰不足、肝陽上亢、肝火上炎
	□ 尿黃	肝火上炎
	□ 便秘	肝火上炎
	□ 胸悶、胸痛	肝氣鬱結、肝陰不足
	□ 腹悶、腹痛	肝氣鬱結
	□ 頭重腳輕	肝陽上亢
	□ 潮熱盜汗	肝陰不足
	□ 腰膝酸軟	肝陽上亢

肝臟疾病症狀與解析

症狀	解析
頭暈脹痛、潮熱盜汗	肝腎陰虛，出現眩暈、盜汗等症狀
口臭、不眠多夢、心悸健忘、內耳腫痛、耳鳴如潮、目赤、易怒、面紅、頭重腳輕	肝氣鬱結、肝陽上亢，可出現頭疼、頭暈、急躁易怒、耳鳴、目赤等症狀
頭痛、手足麻木、突然昏倒、半身不遂	多因肝陰虧虛、陰不潛陽、肝風內動所致
手足抽搐、兩目上視、牙關緊閉、舌紅或絳	熱邪亢盛、熱盛燔灼肝經所致
頭暈耳鳴、兩目乾澀、舌紅少津	肝陰不足、陰虛內熱所致
胸悶、胸痛、腰膝酸軟、月經不調	氣是血液運行的動力，氣行則血行，氣滯則血滯。故肝失疏泄，氣滯血瘀，則可見胸悶、胸痛等症狀，女性還可能出現痛經、月經不調等症狀

最傷肝的生活方式

　　現代人的生活節奏加快，很多人時常餐不定時、食不均衡、暴飲暴食，使得脾胃虛弱、運化失職。再加上精神緊張、情緒波動、失眠熬夜等因素的影響，出現肝鬱化火、肝氣橫逆。此外，營養物質的極大豐富，性文化氛圍的日益開放，令人的生理發育期迅速提前，這很容易造成精液和經血下洩的異常。此時，無論是肝強、脾弱，腎虛，其根源仍在於肝氣失於疏泄。

用眼過度

　　《靈樞・經脈》說：「肝足厥陰之脈……連目系」。肝的精血循肝經上注於目，使其發揮視覺作用。《靈樞・脈度》也說：「肝氣通於目，肝和則目能辨五色矣」。肝的精血充足，肝氣調和，眼睛才能發揮視物辨色的功能。

　　人們的生活工作、娛樂消遣，越來越離不開電腦和電視，長期盯著螢幕，看上去受傷的是眼睛，其實最終的受害者卻是肝。

　　《黃帝內經》中說肝「開竅於目」，肝血和肝氣是眼睛明亮有神的物質基礎。正是有了肝所提供的血液和津液的滋養，才使眼睛具有了視物、辨別物體和色彩的功能。《素問・五藏生成》說「肝受血而能視」，眼睛若長時間得不到休息，過度疲勞，就會大量消耗肝血。

　　中醫認為無論是保護視力，還是養眼明目，首先就得補益肝血。倘若體內肝血不足、津液虛虧，或者肝氣升發無力，陰血不能上達於頭目，眼睛得不到很好的營養和滋潤，就會導致頭暈目眩、眼睛昏花、乾澀、視物不清。

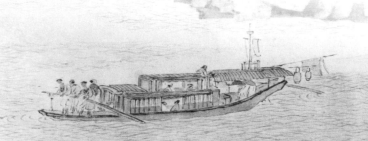

- 養血明目的食療方

菊花石斛茶

- **材料** 乾菊花 5～6 朵，枸杞 2 克，乾石斛 10 克。

- **做法** 先把石斛水煎 30 分鐘，去藥渣取汁；倒入盛放乾菊花、枸杞的容器中（忌鐵器）悶泡 10 分鐘，即可代茶飲用。

- **功效** 能明目潤喉，緩解眼睛疲勞、慢性咽炎。

桑葚枸杞粥

- **材料** 桑葚、枸杞各 30 克，粳米 100 克。

- **做法** 將桑葚、枸杞洗淨備用，粳米淘洗乾淨，下鍋加清水適量，煮至半熟，倒入桑葚、枸杞，煮熟即可。

- **功效** 早晚各溫服 1 碗，可補益肝腎、滋陰潤燥、清熱止血。

菠菜豬肝湯

- **材料** 菠菜、豬肝各適量，紅棗 2 顆。

- **做法** 將以上材料洗淨，加水燉湯，湯沸後加少許食鹽，3～4 分鐘後即可飲湯吃菜。

- **功效** 隔天食用 1 次，可養肝明目。

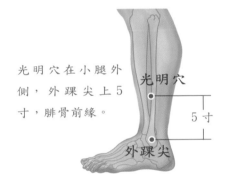

光明穴在小腿外側，外踝尖上 5 寸，腓骨前緣。

光明穴

5寸

外踝尖

- 按摩肝經及眼周穴位

通過穴位按摩的方式，也可以疏經通絡、益氣補血、養肝明目。在休息時，可以一邊閉目養神一邊按摩大腳趾外側端的肝經部位；或在睡前用熱水泡腳時，用手指順便按壓一下小腿外側膽經上的光明穴（肝膽互為表裡），足背肝經上的大敦、太衝、行間等穴。此外，還可以每天按揉眼睛周圍的攢竹、睛明、四白三個穴位，能使視力疲勞得到緩解。

做這道湯的時候，在豬肝中加入適量胡椒粉和料酒，可以去腥臊。

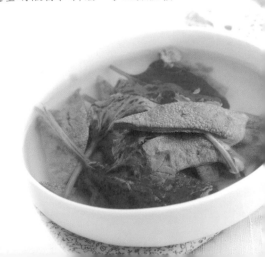

飲酒無度

中醫認為，酒味甘苦辛，其味辛則旺金，金旺則剋木，其性熱，則容易耗津傷液，掠奪肝血。故前人在《本草備要》一書中說酒「過飲則傷神耗血，損胃爍精、動火生痰，發怒助慾，致生濕熱諸病」。

提醒大家，喝酒要適度，因為酒裡面含有大量的乙醇，乙醇進入人體後，需要通過肝的分解和解毒，所以連續過量飲酒，對肝細胞的損害極大，它不僅會干擾肝的正常代謝，甚至會引發酒精性肝炎及肝硬化。

肝作為人之血庫、氣機疏泄的樞紐，內藏陰血、主管氣的升降出入，助脾為運化水穀；因此，大量飲酒，最直接、最大的受害者就是肝。此外，中醫裡肝經圍繞人的生殖器循行而過，所以大量飲酒，還會影響人的性和生殖功能，不利於優生優育。所以，在應酬交際的時候，為了自己的身體健康，還是少飲點酒，特別是高濃度的烈酒或劣質酒。

經常熬夜

為什麼現代人的「亞健康」狀況如此普遍，一個很重要的原因，就是缺少睡眠與休息，過度地操勞和疲憊。中醫認為，睡眠是人體恢復陰陽平衡非常重要的調節手段，是生命在運動代謝過程中最好的節能方法。

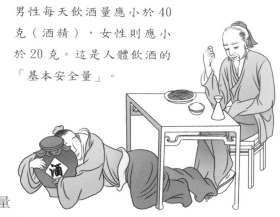

男性每天飲酒量應小於40克（酒精），女性則應小於20克。這是人體飲酒的「基本安全量」。

通過睡眠與休息，人可以儲備能量和營養，消除疲勞、緩解壓力。因為自然界中，陰主靜、靜生陰、陰氣盛則寐，陽主動、動昇陽，陽氣盛則寤；所以當人休息睡眠時，陰血回歸於肝，靜臥其中以滋潤肝氣，此時人就會陰平陽秘，寧靜安詳。反之，經常熬夜、缺少睡眠，陰血則散布於外，血不藏肝，肝中的陽氣就會躁動不安，從而引發肝火上炎、肝陽上亢、肝風內擾等各種病症。

過度服藥

眾所周知，肝臟具有強大的解毒功能，同時肝臟的新陳代謝也是最旺盛的。正是因為肝臟的代謝有解毒、清毒、降毒、減毒的功效，被人們吃進、吸進肚子的食品添加劑、酒精、藥物、煙塵等有害物質才不至於嚴重威脅人們的身體健康。但是如果人們總是過度服藥，讓肝不停地工作，總有一天它會吃不消的。

現在好像流行吃藥，有病吃藥，防病吃保健藥，沒病吃補藥，吃藥減肥、吃藥美容就更不必說了。然而「是藥三分毒」，哪怕是對症藥物，也要先勞駕肝臟進行代謝、解毒，醫學上叫「首過效應」，不是針對它的，也得先過它這一關，患病吃藥已經讓它負擔很重了，沒病還要吃藥，這會讓肝更疲勞，必然導致肝功能減退。所以，沒事別亂吃藥。

強忍怒氣、鬱悶

中醫反對大怒、大悲、大喜等過度的心理反應，因為大怒、過怒會導致肝氣橫逆，血隨氣上溢，離肝而出，而傷及於肝。但同樣也反對強忍怒氣、鬱悶，拚命壓抑自己的情緒，有怒而不發，也不利於身體的健康。

據西方科學家研究發現，人的眼睛在受到洋蔥等氣味刺激時，所分泌出來的淚水是無毒的。而在遭受劇烈心理打擊時，眼睛中流出來的淚水，卻含有很多有害成分；甚至有人將男性胃病和十二指腸潰瘍等身心疾病的發病率要明顯高於女性的原因，歸之於男性較少哭泣，體內毒素排泄不暢。

強忍怒氣是一種極不愉快的情感體驗，是一種消極的，甚至具有很大破壞作用的心理狀態。它會導致神經和內分泌功能的失調，降低身體的免疫力，誘發各種疾病。所以生氣時千萬不要強忍怒氣，最好的方法就是給予正確、合理的情感宣洩，去疏導、化解怒氣，消除怨恨。

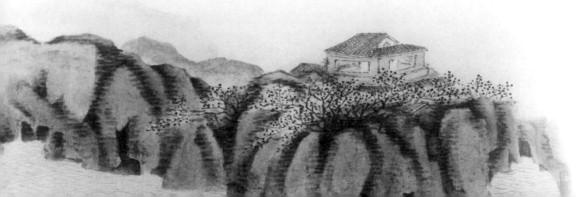

一日中養肝最好的時間
凌晨 1 點到 3 點

　　古時，人們將一天的時間分為十二個時辰，每個時辰與一條經絡相匹配，其中晚上 23 點到凌晨 1 點，為子時膽經當令；凌晨 1 點到 3 點，為丑時肝經當令。這「當令」一詞，就是「合時令、值班」的意思。以白話來說，就是這兩個時辰分別為膽經和肝經所主管。

　　丑時輪到肝經「值班」。肝主藏血，《黃帝內經》說：「故人臥，血歸於肝」，「臥」就是睡覺，「血歸於肝」說的是全身的氣血歸於肝，由肝來藏血，重新做血的濾化。因此，丑時人體應該進入深度睡眠，以利於肝血的代謝。如果此刻沒有好好休息的話，肝血不能「推陳出新」，肝的功能就會受到影響，從而引發肝病。

睡好覺，少熬夜

　　醫學研究發現，人在靜臥狀態時，肝中的血流量可增加 40% 左右。此時，肝臟可以得到大量的血液、氧氣及營養的供給，非常有利於肝細胞修復和再生。

　　但是，如果肝不藏血，肝中血流量嚴重不足，那些已經受損的肝細胞，就很難得到及時的修復，甚至可能加劇或惡化。而且，肝臟作為人體中最大的代謝器官，許多重要的生化物質，都在這裡進行合成或轉化；各種有毒成分，也大多在這裡被分解，因此，肝臟的損傷往往是全身性的。

　　所以想保護好你的肝，首先每天都必須擁有充足、高質量的睡眠，一般成年人每天的睡眠時間為 8 小時左右。在這裡中醫特別強調的是「按時就寢」，也就是說，最好是在晚上 23 點之前上床睡覺，並在次日 1 點至 3 點進入深睡眠狀態。因為 23 點至次日 3 點，按照中醫的說法，屬於子時和丑時，正好是膽經和肝經的運行時間，是肝膽兩經功能活動最強的時段。因此，在這段時間內，好好睡上一覺，是保護肝臟最好的良藥。

按摩肝經除不適症狀

　　既然丑時肝經值班，如果肝經出現問題的話，會表現在很多地方。如兩脅下痛，或者腰痛得不能前俯後仰；兩眼模糊，視力減退；嗓子疼，中醫上又叫「嗌乾」；口苦、口乾；臉上會沒有光澤；經常氣逆，打嗝，氣往上湧；出現生殖系統疾病，如陽痿、乳腺增生等症。

　　一旦發現有上面的症狀，大家就要多加小心了，要及時就醫，查明原因。同時，自己在家保健的時候，可以多按壓肝經。從大腿根部開始，沿著肝經一點一點地壓過去，對有疼痛的地方要重點按壓。但並不需要半夜起來按摩肝經。白天按摩即可，每週按摩 2 次。

　　按摩肝經的時候，從大腿根部開始，慢慢地向下邊移邊按，疼痛部位重點按壓。

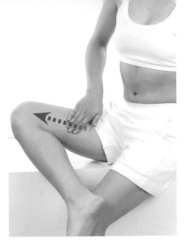

按摩肝經的時候，從大腿根部開始，慢慢地向下邊移邊按，疼痛部位重點按壓。

治婦科病找肝經

　　古人有「女子以肝為先天」的說法，如果肝的疏泄功能正常，肝經之氣調暢，太衝脈盛，月經就會準時到來，帶下也會分泌正常，孕育和分娩也會順利。如果肝失疏泄，會引發月經、帶下、胎產之類的疾病，嚴重者還會影響性功能或導致不孕症。因此，當女性出現月經不調、痛經、乳腺增生等疾病的時候，可以找肝經上的穴位進行輔助治療，首選太衝穴、行間穴、蠡溝穴。

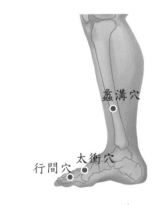

患有月經不調、痛經等症的女性，可重點按摩肝經上的太衝穴、行間穴、蠡溝穴。

綠色食物最養肝

中醫認為，肝主青色，酸味補肝。因此，在五色食物中，綠色食物最養肝。綠色類食物中含有大量纖維素，能促使腸胃蠕動，幫助體內代謝產物的排泄，從而減輕肝的負擔，這樣一來也就間接發揮了保護肝的作用。

韭菜、菠菜、芹菜、絲瓜、黃瓜、奇異果、綠茶等食物都有很好的疏肝養血、滋陰明目的作用，同時還能減輕和消除各種毒素對人體健康的損害，增強人體的免疫力，消除疲勞。

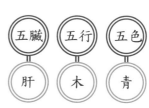

肝與五行的關係

五臟	五行	五色
肝	木	青

心情鬱悶吃佛手

佛手，又名九爪木、五指橘、佛手柑，其中以浙江金華出產的佛手最為著名，被稱為「果中之仙品，世上之奇卉」。

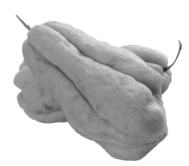

佛手的根可治四肢酸軟；花、果可泡茶，能消氣；果可治胃病、嘔吐、高血壓、哮喘等症。

● 疏肝解鬱佛手好

佛手全身皆為寶，其根、莖、葉、花、果均可入藥。它味辛、苦、甘，性溫，辛香之氣尤勝，善於竄通走洩，入肝、脾、胃三經，故中醫稱佛手有疏肝解鬱、理氣和中、和胃止痛等功效，在臨床上多主治肝胃氣滯、胸脅脹痛，胃脘痞滿、食少嘔吐等病症。

● 可煎湯、浸酒或泡茶

佛手不僅具有很高的藥用價值，而且時常被人們用於食療藥膳之中，或煎湯，或浸酒，或泡茶。

- 食用妙方

> **佛手玫瑰茶**
>
> **材料** 佛手 10 克，玫瑰花 6 克。
>
> **做法** 將佛手與玫瑰花倒入沸水中浸泡後頻頻飲用。
>
> **功效** 疏肝解鬱、行氣活血、舒緩心情。

菠菜中的草酸成分較高，會阻礙人體對鈣的吸收。在吃之前，可先用沸水稍稍燙灼一下，以將草酸析出。

春天吃菠菜最養肝

菠菜，味甘、性涼，入肝、胃、大腸、小腸諸經，故《食療本草》中稱其能「利五臟，通胃腸熱，解酒毒」。

- 食用菠菜有宜忌

中醫在製作食療藥膳時，常以菠菜滋陰平肝、補血止血，通利腸胃、促進消化、止渴潤燥，作為肝陰不足、貧血等原因引起的頭暈目眩、視力模糊，或津液虛乏導致的口渴欲飲、大便乾結、小便不暢等症治療的輔助食品。菠菜性寒涼、又較潤滑，故體內有熱者、肝火旺盛者，食用較為適宜。而大便溏薄，脾胃虛弱者忌食；腎功能虛弱者，也不宜多吃菠菜。

菠菜中的草酸成分較高，阻礙人體對鈣的吸收。在吃菠菜前，可先用沸水稍稍燙灼一下，以將草酸析出。

- 蔬菜之王，營養豐富

由於菠菜葉綠根紅，清乾隆皇帝稱讚它為「紅嘴綠鸚哥」，再加上其甜滑可口，營養豐富，又被人冠以「蔬菜之王」的美譽。

- 食用妙方

> **豬肝菠菜粥**
>
> **材料** 豬肝 60 克，菠菜 120 克，白米 100 克。
>
> **做法** 將豬肝洗淨，切成薄片，放入沸水鍋內焯一下；菠菜洗淨，放入沸水鍋內焯 2 分鐘，撈出，瀝乾水分，切碎；白米淘洗乾淨。將鍋內加水適量，放入白米、薑絲煮粥，八成熟時加入豬肝片、菠菜末，再煮至粥熟即成。疏肝解鬱、行氣活血、舒緩心情。情緒鬱悶時，不妨喝一喝。
>
> **功效** 每日 1 次，連服 10 ～ 15 日。清肝明目，斂陰潤燥，可用於治療缺鐵性貧血。

水芹保肝，旱芹降壓

芹菜顏色青綠，所以按照中醫五行理論，它可入肝安撫其不平之氣；就如《本草推陳》記載，芹菜能「治肝陽頭昏、面紅耳赤、頭重腳輕、步行飄搖」。

● 水芹、旱芹各顯神效

自古以來，芹菜就深受中國人民喜愛，《呂氏春秋》中稱「菜之美者，有雲夢之芹」，唐朝大詩人杜甫也讚美「香芹碧澗羹」，不過杜甫指的是水芹。我們平常食用的芹菜有兩種，水芹味甘，旱芹味甘、苦，兩者均為涼性，入肺、胃、肝三經，具有清熱除煩、平肝潛陽、利水消腫、涼血止血等功效。其中水芹以清熱利水、去淤止帶見長，旱芹則偏重於平肝清熱、熄風降壓、解毒消腫。若是按芹菜的藥用價值而言，旱芹要大大高於水芹。

● 芹菜葉不可丟

很多人吃芹菜的時候習慣把芹菜葉扔掉，其實芹菜葉中的胡蘿蔔素和維他命 C、維他命 B1、鈣等營養成分含量，比它的莖柄還要豐富，因此食用千萬不要將嫩葉扔掉。此外，芹菜葉還可以做湯，經常食用可幫助人安眠入睡，令皮膚富有光澤。

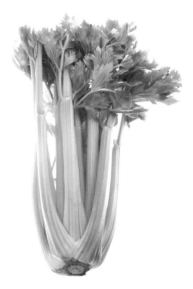

芹菜葉中的營養成分比莖高，用芹菜葉做湯，有助於安眠入睡。

● 食用妙方

旱芹益母草雞蛋湯

材料 旱芹 250 克，益母草 30 克，佛手片 6 克，雞蛋 1 顆，鹽、味精各少許。

做法 芹菜洗淨，切段；雞蛋打散。將旱芹、益母草、佛手片加適量水煎湯，沸騰時加雞蛋，加調料服食。

功效 月經前每天 1 劑，連服 4 ～ 5 劑。具有疏肝行氣解鬱作用，適用於肝氣鬱滯所致的經前期緊張症。

黃帝內經 對症養五臟

菊花是平肝明目的延壽名花

菊花被譽為中國十大名花之一，它不僅絢爛多姿、賞心悅目，而且還是一味藥食兼優的美味佳餚。在中藥學上有白菊、黃菊、野菊三種之分；其中白菊花味甘，擅長於平肝明目；黃菊花味苦，以疏散風熱見強；野菊花味更苦，則偏重於清熱解毒。

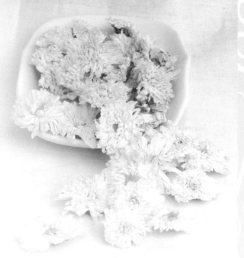

將菊花瓣陰乾收入枕中，可用於治療高血壓、頭暈、失眠及目赤。

● 性偏涼，胃寒氣虛需慎服

中醫認為，菊花味辛、甘、苦，性微寒，入肺、肝兩經。李時珍在《本草綱目》中稱它「能益金、水二臟也，補水所以制火，益金所以平木，木平則風息，火降則熱除，用治諸風頭目」。中醫名方「杞菊地黃丸」中，即以菊花與枸杞相配滋補肝腎，治療由肝腎不足引起的頭目眩暈、視力減退，以及高血壓、糖尿病等症。古人甚至提出，長期食用菊花，尚有「利血氣、輕身、延年」之功。但菊花性偏涼，若是氣虛、胃寒，食少洩瀉者，須慎服。

● 食用妙方

鮮菊飲

材料 鮮菊花葉 1 把。

做法 搗細，絞汁，加水代茶飲。

功效 治療牙齦炎。

菊花葛粉膏

材料 菊花 9 克，葛粉 9 克，蜂蜜適量。

做法 將菊花焙乾研末，葛粉加水熬成糊狀，加入菊花末和蜂蜜。

功效 經常服用可治療高血壓。

菊花米酒

材料 製首烏 200 克，白菊花 150 克，生地 100 克，糯米 100 克，當歸 50 克，枸杞 50 克，酒麴適量。

做法 糯米淘洗乾淨。上述材料共入鍋中水煎，取藥液蒸煮糯米成較乾爽的米飯；待糯米飯涼至微溫時，拌入酒麴，使之發酵成甜米酒，

功效 每日 2 次取適量飲用，可明目黑髮、補腎延壽。

春季以養肝為先

《素問·四季調神大論》說:「春三月,此謂發陳。天地俱生,萬物以榮。」

根據中醫理論,五行之中木與肝配,四季之中春與肝通。因此春季,既是肝木最旺之時,也是養肝護肝的最佳時節。當然,由於春風和肝木的旺盛,也容易引來各種各樣的肝病,所以古人說「百草回生,百病易發」,民間也有「菜花香、癲子忙」的說法。

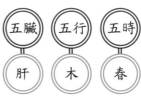

肝與五行的關係

初春、中春、晚春,飲食大不同

春季養生,人們應特別重視養肝、柔肝。首先要順應天時變化,此時冬雖去但陰寒未盡,春已來可陽氣初生;再加上初春、中春、晚春的不同氣候特徵,體內肝氣會有一個逐漸增強的過程,所以要注意衣食住行、起居勞作等各方面的調養,做到防患於未然。

初春階段肝氣較弱,可適當多吃些綠色蔬菜和水果或酸味食品,以養肝強肝。然而,到了春末夏初,或原本肝氣較旺者,就應少吃一些酸味食物。因為春季木旺、肝氣易亢,若過分強壯肝木,就容易剋土傷脾,故唐代大醫學家孫思邈在《千金要方》中指出,春季飲食宜「省酸增甘,以養脾氣」。

養肝時,別忘健脾

四季中春屬木,內連於肝,故一年之中春季肝氣最旺。五行之中脾土原本就為肝木所剋,倘若春季肝木過於旺盛,就很容易造成肝強脾弱、中土受侮的局面,從而影響到身體的消化吸收、生長發育功能。所以春季在養肝護肝的同時,必須隨時注意肝木和脾土之間的平衡,疏肝柔木、培土健脾。

「噓字功」可明目護肝

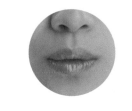

　　「噓字功」就是一個很重要的明目護肝之法。兩腳自然分開站立，採用腹式呼吸，用鼻吸氣，用口呼氣，吸氣時兩唇輕合，舌抵上顎，呼氣時收腹、提肛，同時發出「噓」音。這個方法適宜早晚各做一次，天天堅持，練習時音調要柔細勻長，使氣呼盡，噓後調息時要閉目凝神。

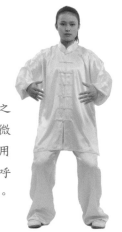

兩唇微合，有橫繃之力，舌尖向前並向內微縮，上下齒有微縫。用鼻吸氣，用口呼氣，呼氣時發出「噓」的音。

多到室外鍛鍊，可調肝氣

　　《黃帝內經》上說：「春三月，此謂發陳」，意思是說，春季三月，天地自然推陳出新，所以根據「天人合一」的理論，人們此時應「廣步於庭」。春季陽光明媚、風和日麗，人行走於大自然中，既是一種很好的健身運動，又能疏泄升發陽氣。

　　冬季中陰寒較盛、真陽被抑，人的腠理密閉、經脈拘急，新陳代謝緩慢。而春季的到來令自然界和人體中的陽氣升騰。此時遠足外出、運動嬉戲，既可採天地陽氣、補人身氣血、促進人體的新陳代謝，又能伸展筋骨、疏通經絡、增強心肺的循環呼吸功能，吐故納新驅除體內濁氣。此外，運動還能提高人體免疫力、減少疾病發生，適度接受陽光紫外線照射，還能殺滅細菌病毒、預防骨質疏鬆。

　　踏青健身運動，漫步於青山綠水，或行走在曠野河谷，欣賞那秀麗的春光美景，除了能健身防病、改善軀體健康之外；還可陶冶情趣、修身養性，調整大腦皮層的生理活動，改善過於興奮或疲憊的神經功能，緩解人的精神緊張和情緒異常，消除疲勞，幫助睡眠與休息。

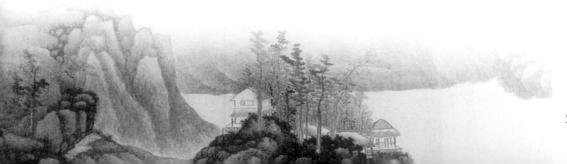

肝保健，穴位按摩功效大

空閒時多按摩肝經

如果你仔細對照前面那張健康自測表以後，發現肝有異常，不論是實證的肝氣阻滯、肝火灼盛、肝陽上亢，還是虛證的肝血不足、肝腎陰虛，你都可以從按摩自己的肝經開始進行調理。

中醫認為，經絡的調節作用是雙向的，實可瀉，虛可補。當然這裡按摩時，補瀉的手法還是有所不同，一般來說，動作輕柔、緩慢者，順著經絡方向者為補，動作沉重、急速者，逆著經絡方向者為瀉。

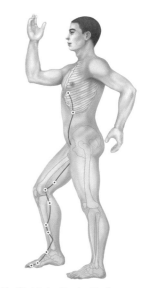

足厥陰肝經起於大敦穴、止於期門穴，左右各14穴。

人體中足厥陰肝經起於大腳趾背側的毫毛部位，向上沿著足背內側，在距離足內踝1寸處上行於小腿內側，大約在離足內踝8寸處交出，走到足太陰脾經的後側，上到膝關節膕內側；隨後沿大腿內側，進入陰毛中，並環繞會陰部，至小腹，夾胃旁邊，屬於肝，絡於膽（其餘分支和走向省略）。

按摩肝經時，可從大腿根部或大腳趾部位開始，沿著上述的肝經循行路線，或向上或向下，輕輕的施以點按揉壓，遇到局部有壓痛點時（也就是中醫所說的阿是穴），按摩時間可稍長些，施用手法可稍重些，這樣較有利於打通和舒暢那些被阻滯鬱積的經絡或穴位，讓身體恢復健康。

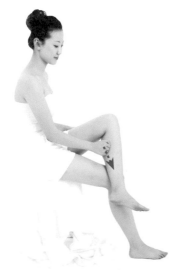

按摩肝經時，遇到局部有壓痛點時，可稍重些按，有利於打通被阻滯的穴位。

生氣的時候找「太衝」

人非草木怎能無情，因此每個人都會有生氣發怒、表達不滿的時候，但此種情況一旦發生，就應讓它有所發洩、有所排解。從中醫經絡學角度來講，這時候若能按壓一下自己的太衝穴，可能會讓你有意想不到的奇特效果。

- **人體的「消氣穴」、「出氣筒」**

由於它是足厥陰肝經的「輸穴」，肝之「原穴」，因而體內不論是肝火、肝陽、肝氣、肝風，只要是肝經之病，皆可取其瀉之、平之、消之。

中醫認為，人之所以會煩躁暴怒、情緒失常，就是肝氣不暢所致，所以按壓此穴，可助人疏泄不平、消除怒氣、緩和心情，因此有人將太衝穴，稱之為人體的「消氣穴」、「出氣筒」。

- **突然昏厥的急救穴**

在日常生活中和臨床上，我們常會發現人在發怒時，面紅耳赤、頸部青筋（靜脈）擴張，甚至突然跌倒昏厥，這是因為肝氣上逆，血隨氣湧、風陽襲擾清空（頭目）所致。

此時，發怒的原因為七情內傷，病變的機理是肝失和降，而表現的症狀主要在頭面等處，根據中醫「陽病治陰，上病下取」的治療原則，取位於人之下端，又是陰經肝經之穴的「太衝」，既可以陰制陽、平肝熄風，又能宣洩肝氣、引血下行，將鬱怒之火清瀉而出。

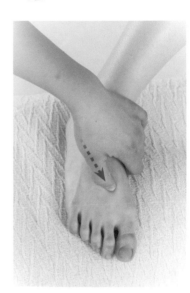

煩悶、焦慮甚至想發火時，推按雙腳的太衝穴各 3 分鐘，胸中的怒氣就會一掃而空。

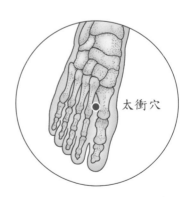

太衝穴位於足背第一蹠骨與第二蹠骨結合部之前的凹陷中，具有疏肝理氣、通調氣機的功效。

太衝穴

55

「行間」，女性的情緒管理者

女性「以肝為本」，不僅表現在肝的藏血功能，還反映在肝的疏泄功能上。因為只有肝的疏泄功能正常，肝氣調暢，方可將體內的陰血調節到主一身之陰的「任脈」，有經絡血海之稱的「衝脈」，使得衝任兩脈氣血旺盛、營養胞宮。女性的月經才會按時來臨，才可以懷孕、生育，順利分娩，產後正常哺乳。

● 肝失疏泄，易患婦科疾病

如果是肝氣失於疏泄，就會導致衝任不調、氣血虛虧，或者肝氣鬱積、氣血阻滯，從而引發經期縮短或延長，經量減少或增多，或者月經淋漓不盡、痛經、閉經等病症，嚴重者還會因子宮和卵巢缺少陰血的滋養，而出現性和生殖功能的紊亂，導致不孕、性器官的退化、性機能早衰。

女性比較多愁善感，情緒波動，愛生氣，這很容易造成肝氣鬱結、血行不暢，出現胸部悶脹、乳房疼痛、月經不調等不適；尤其是月經來臨前，因陰血大量匯聚於胞宮，肝氣失於滋潤，而上竄於乳房，此時乳房疼痛症狀往往更為明顯。

● 人體的「解鬱穴」

中醫認為，肝經分布於兩肋，乳頭屬肝；此時可按摩位於足背第一趾與第二趾之間，趾蹼緣後方赤白肉際處的行間穴。行間為肝經的「滎穴」，以疏肝解鬱、清肝瀉火而見長，故女性經常按揉此穴，可有助於調理氣血、疏經通絡，緩解疼痛。

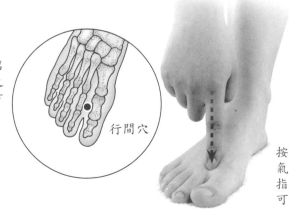

行間穴在足背第一趾與第二趾之間，趾蹼緣後方赤白肉際處。

行間穴

按摩時一面吐氣，一面用食指指腹強壓穴位，可預防眼疲勞、眼紅腫。

眼睛乾澀按「曲泉」

經絡中，曲泉為肝經的「合穴」①，五行中屬水，因木由水生，腎水為母，肝木為子，故曲泉穴又被人稱之為母穴，以隱含腎水涵養肝木之意。

我們若是仔細探究就會發現，中醫經絡學中許多穴位的名稱都含有深意。如「曲泉」一穴，其曲是指該穴位於屈膝時，膝關節內側面橫紋端的凹陷處；而泉指的就是水，它形容此處就像一個源源不斷的泉眼。

根據中醫「虛則補其母、實則瀉其子」的治療原則，如果肝屬虛證，則應以滋養腎水為主，此時除了可選湧泉、太溪、復溜等腎經之穴外，肝經之中最為合適的就是曲泉穴。

● 養肝血的特效穴

當身體出現頭暈目眩、視力模糊、心悸耳鳴、失眠多夢、腰膝酸軟、手指麻木、經量稀少、下肢痿痺等肝血不足之象時；或者一段時間以來經常熬夜，用眼過度，肝血受損者，自己即可輕輕按揉一下曲泉穴。

按揉時，可將四指併攏，隨後在膝部內側，從下向上，在左右兩穴各揉按數分鐘，補腎水而養肝血。從中我們也可以發現，曲泉雖與太衝、行間，同為肝經之穴，但曲泉穴側重於補，而太衝、行間兩穴側重於瀉。

① 「合穴」，合者匯合的意思，故「合穴」在經絡中是指水流聚集匯合的地方，這時經氣自四肢末端流淌至此，就猶如一條條小溪匯成了大河，形成了一股盛大的水流，滾滾向前不可阻擋。所以「合穴」就分布於肘、膝等大關節的附近。

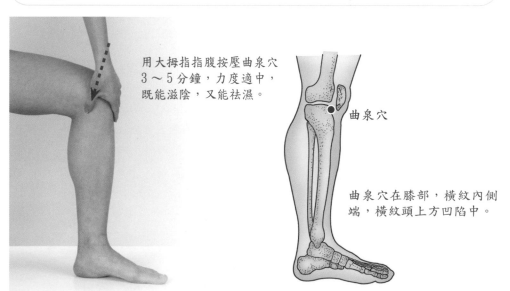

用大拇指指腹按壓曲泉穴3～5分鐘，力度適中，既能滋陰，又能祛濕。

曲泉穴

曲泉穴在膝部，橫紋內側端，橫紋頭上方凹陷中。

「陽陵泉」，肝膽疾病的剋星

《靈樞·邪氣藏府病形》稱：「膽病者……在足少陽之本末，亦視其脈三陷下者灸之，其寒熱者，取陽陵泉。」人體中肝膽互為表裡，但肝為臟，主藏，產生膽汁，膽為腑，主瀉，排泄膽汁，所以中醫認為：無論是疏泄肝氣，還是促進膽汁排泄，都應從膽而走。陽陵泉作為足少陽膽經的「合穴」，對肝膽這一臟一腑，以及其所屬經絡的疾病，都具有逆氣而瀉、舒經通絡的作用。而且現代實驗發現：刺激陽陵泉穴後，能增加膽囊的運動和排空能力，促進膽汁的分泌，有利於脂肪的消化與分解。

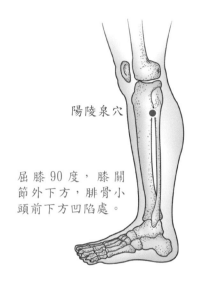

陽陵泉穴

屈膝 90 度，膝關節外下方，腓骨小頭前下方凹陷處。

● 輔助治療肝膽疾病的特效穴

有膽囊炎、膽結石、脂肪肝病史的患者，平時可經常以手指按壓自己小腿上的陽陵泉穴，這樣既能疏解肝氣、緩解脅部疼痛，又可促進膽汁外流，化解脂肪；即便是正常人，若進食了高脂肪類食品之後，也可用手指按壓陽陵泉穴，以促進膽汁的排泄，預防膽囊炎、膽結石、脂肪肝等疾病的發生。此外，現代人以瘦為美，所以陽陵泉穴還是中醫形體健美、瘦身減肥的重要穴位之一。

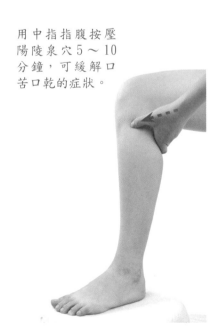

用中指指腹按壓陽陵泉穴 5 ～ 10 分鐘，可緩解口苦口乾的症狀。

陽陵泉穴位於小腿外側，腓骨小頭前下方凹陷處。陰陵泉位於膝關節脛骨內側髁下緣凹陷處，內膝眼下 2 寸。按摩時，可將自己的拇指，先按在膝部內側的陰陵泉上；隨後把食指按在陽陵泉穴上，向下按壓揉捏數分鐘。

生氣後沒食慾，按這些穴

　　人生氣或發怒是肝火過度旺盛的表現，肝木過旺則對脾土克制過度，導致脾的運化飲食功能下降，從而出現食慾不振的狀況。這種情況下可以按揉太衝穴、足三里穴，讓上升的肝氣往下疏泄，按揉太衝穴時如果感到很痛，就要反覆按摩，直到這個穴位不再疼痛為止。

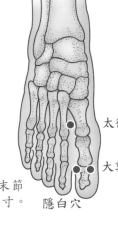

太衝穴

大敦穴

隱白穴

太衝穴位於人體足背側，當第 1 蹠骨間隙的後方凹陷處。

大敦穴位於大腳趾末節的外側趾背上，距趾甲角 0.1 寸。

隱白穴位於大腳趾末節內側，距趾甲角 0.1 寸。

　　平時按揉太衝穴不方便，這裡告訴大家一個簡便的方法，平時工作或在家伏案學習的時候，把鞋脫掉，用一隻腳的腳後跟踩按另一隻腳的太衝穴至行間穴一線，也可以踩按大腳趾，這裡有肝經的大敦穴和脾經的隱白穴，可以起到調和肝脾的作用。

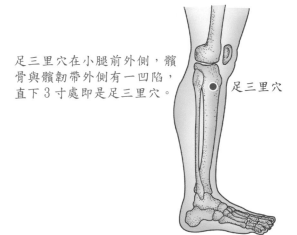

足三里穴在小腿前外側，髕骨與髕韌帶外側有一凹陷，直下 3 寸處即是足三里穴。

足三里穴

足部「地筋」也護肝

《黃帝內經》上說：「肝主筋。」筋就是人身體上的韌帶、肌腱部分。而「天筋藏於目，地筋隱於足」，你將腳底面向自己，把足趾向上翻起，就會發現一條硬筋會從腳底浮現出來，這就是地筋。經常按摩這條地筋，會有神奇的功效。有些人可能會說地筋在腳底，並不循著任何一條經啊，其實稍微仔細些就會發現，這根筋是循行在肝經上，常按地筋可以提高肝臟功能。

循著肝經的走向，足趾向上翻起的時候，有一條硬筋會從腳底浮現出來，這就是地筋。

肝氣不足、血不下行的人，揉這個地方的時候會感覺這根筋軟弱無力，塌陷不起，這樣的人需要把這根筋揉出來才好。還有的人這根筋雖然很粗大，但揉的時候卻毫無感覺，也不堅韌，這種情況常見於五十歲以上的男性，這類人通常年輕時脾氣暴躁，肝功能較強，但現在已經肝氣衰弱，因此更需要常揉此筋。

一般人的脾氣越暴，這根筋就越硬，用拇指按一下，就像琴絃一樣。凡是有肝病的人，這條筋也是必按之處。

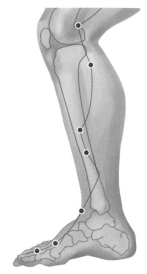

循著肝經的走向，足趾向上翻起的時候，有一條硬筋會從腳底浮現出來，這就是地筋。

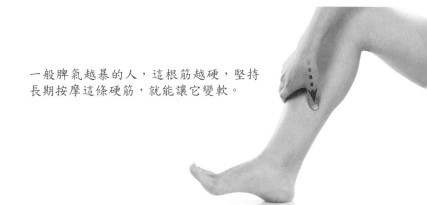

一般脾氣越暴的人，這根筋越硬，堅持長期按摩這條硬筋，就能讓它變軟。

這樣做，可瀉肝火

用苦寒食物瀉實火

「上火」是中醫的說法，它通常是指人體的某一方面因內熱過盛所致的病症，但這火有虛實之分，如臨床上常見的頭痛口苦、眼屎增多、情緒暴躁、容易衝動，大多為肝火上炎所致，屬於實火，當以瀉為主；而頭暈目眩、潮熱盜汗、腰膝酸軟，失眠多夢，大多由肝腎陰虛所為，屬於虛火，應以補為主。

根據中醫理論，清瀉肝中實火，無論藥療食療，多以苦寒或甘寒之品為主，如夏枯草、野菊花、苦瓜、綠豆等；而滋補腎水肝血，所用之物以鹹寒、甘寒、酸甘為多，如生地、龜板、鱉甲、西瓜等。因辛甘可助陽生火，所以肝火旺盛之人，應儘量避免食用辛辣、油炸、肥甘、厚味、溫熱、濕膩的食物；而酸甘則能化陰生津，此類人員平時可多食用一些既酸又稍帶甜的食品，如草莓、番茄、烏梅等，以化津生液，補陰血、退虛火。

三款降火茶

預防肝火上升或是要清肝火，中醫常用夏枯草、桑葉、菊花或金銀花、綿茵陳調治，很有效果。要注意的是，也不是所有的人都適合飲用枸杞菊花茶。體質虛弱、抵抗力差的人平時應該多吃點枸杞，但正在感冒發燒、身體有炎症、腹瀉的人最好別吃。

夏枯草茶

- **材料** 夏枯草 12 克、桑葉 10 克、菊花 10 克。
- **做法** 將夏枯草、桑葉用涼水浸泡 30 分鐘後，放到火上煮 30 分鐘，最後加入菊花再繼續煮 3 分鐘即可，代茶飲用。可用冰糖或蜂蜜調味。這是 1 ～ 2 人的份量，還可根據人數適量增減。

金銀花茶

材料 金銀花 15 克、綿茵陳 15 克。

做法 將金銀花、綿茵陳加入適量的水浸泡 30 分鐘後，放到火上煮 30 分鐘即可，代茶飲用。可用紅糖或蜂蜜調味。

菊花枸杞茶

材料 枸杞 10 克、菊花 10 克。

做法 將枸杞加適量水在火上煮 30 分鐘，放入菊花後再煮 3 分鐘即可，代茶飲用。

功效 適用於頭暈腦脹、眼赤目乾、經常用腦者。特別對肝火旺、用眼過度導致的雙眼乾澀有較好的療效，經常覺得眼睛乾澀的電腦族，多喝些菊花茶能改善眼睛不適，有利於保護視力。

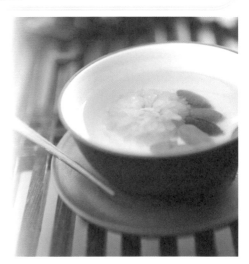

如果選用新鮮菊花泡茶，使用前須先用淡鹽水清洗殺菌，但不可浸泡太久，以免破壞菊花的外形和味道。

家常蔬果滅肝火

肝火旺的人，在飲食上要注意多吃含維他命的蔬菜和水果，多喝水，少喝酸甜飲料，少吃辛辣、煎炸食品。

①紫甘藍、花椰菜、山楂、蘋果、葡萄等蔬菜、水果不僅富含礦物質，鈣、鎂、矽的含量尤其高，有寧神、降火的神奇功效。

②中醫認為草莓有「去火」功效，能清暑、解熱、除煩。

③番茄可以清熱解毒、平肝「去火」。雖然現在一年四季都可以買到番茄，但番茄是夏季的時令蔬菜，只有夏季的番茄營養最豐富。

肝火旺的人多吃山藥

　　山藥營養豐富，自古以來就被視為物美價廉的「補」品，它含有澱粉酶、膽鹼、黏液質、蛋白質、脂肪、糖類和維他命等多種營養物質，是公認的滋補佳品。山藥中含有的黏液蛋白、維他命及微量元素，能有效阻止血脂在血管壁的沉澱，可預防心血管疾病，對高血壓患者尤為適宜。

● 益肝食療方

山藥決明荷葉汁

材料	山藥 60 克、決明子 15 克、鮮荷葉半張。
做法	將山藥洗淨，輕輕刮去外皮，切成小丁塊或搗爛成泥糊狀備用。將荷葉洗淨，切碎，放入紗布袋中紮口，與決明子一起放入砂鍋，加水，用中火煎煮 15 分鐘，然後放入切好的山藥，繼續以小火煨煮 10 分鐘，取出藥袋，濾汁即成，分早晚兩次服用。
功效	補益肝腎、滋潤血脈、降血壓，主治肝火上炎型高血壓病。

溫水泡腳預防肝火

　　肝腎陰虛，虛火上浮者，病在上，根在下，這時候則應以滋陰降火為主，這中間除了可使用藥物食療之外，還可在每天臨睡前泡腳，以擴張下肢，尤其是小腿足部的血管，引火歸元。

　　人在泡腳的過程中，會加速身體內部的循環，泡到全身發熱，直到微微出汗，就能使身體從內往外放鬆、疏通，並及時排出了體內的寒濕、消內熱。

　　中醫認為，人的小腿和足部為陰，它又是多條陰經的起點，分布著數十個穴位，所以經常泡腳能滋陰潛陽，清熱降火、調節陰陽的平衡，是民間一種很好的養生保健方法。

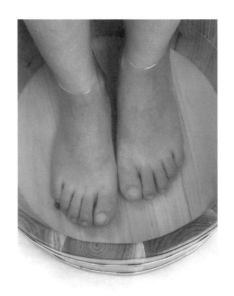

在水裡加一小把艾葉煮開後泡腳，可以疏通經絡防寒涼。

控制好情緒，肝才能更健康

　　每個人都有七情六慾，喜怒哀樂更是人體生理活動的一部分，遇到不如意的事，難免要發點脾氣，這是人之常情。但如果不知道適當控制自己的感情，在暴怒之下就容易做出傻事，可能事後自己都會覺得後悔。

避免大怒、暴怒

　　《黃帝內經》中認為，煩怒、大怒、盛怒、暴怒、狂怒等情緒反應及喜怒、善怒等情緒習慣，均屬「肝之藏象」。所以過怒對肝臟的健康十分不利，過度憤怒可使肝陽上亢、肝氣鬱結、肝血瘀阻、升降失調、疏泄失常等。

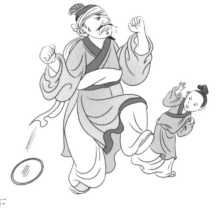

　　一般來說，怒作為人的一種情志活動，本來也同其他情志活動一樣，是一種正常反應，不會對身體構成危害。相反，暫時、適度的發怒，能使壓抑的情緒得到發洩，有助於人體氣機的疏泄條達與平衡，從而緩解緊張的精神狀態，對人的身心健康有一定益處。

大怒、暴怒表現為暴跳如雷、拳打腳踢、毀壞物品。可進行慢跑、散步等運動避免膽汁淤滯，加重病情。

　　但是，當人們出現暴怒或者發怒的時間超過了人體自身所能調節的限度，怒就成為了一種致病因素，會對身體構成危害。中醫認為，肝主怒。

　　《素問・舉痛論》說：「余知百病生於氣也，怒則氣上……怒則氣逆，甚則嘔血及飧泄，故氣上矣。」意思是說：大怒則肝氣橫逆，氣血並走於上，表現為煩躁衝動，面赤頭痛，眩暈耳鳴等症狀，甚則吐血、昏厥，所以說「怒則氣上」。

哭是抑制大怒的好方法

《素問·陰陽應像大論》中說「悲勝怒」。

中醫認為，怒為肝志，悲為肺志，因為金剋木，而肝屬木，肺屬金，所以可用「悲」來治療各種由「怒」引起的疾患。

《筠齋漫錄》中也記載了這樣一則以悲勝怒的醫案：

有一個官吏得了內障眼病，請醫生治療。可醫生換了不少，病卻總也不見起色。原來，官吏脾氣暴躁，天天拿個鏡子照著看，一天半晌發現沒什麼改善就認為是治得不對，就趕跑醫生再換一個。後來聽說楊賁亨醫術高明，就不遠千里請來為他診治。

楊賁亨看過病人言行，心中就已瞭然，說道：「眼上的病是不打緊的；不過你服藥過多，藥毒已經下注到左邊的大腿部，沒幾天就會發作，這個大腿上的病恐怕就沒人能治得好了。」

官吏聽後很悲傷，每日用手撫摸自己大腿，想著大限將至，完全沉浸在悲哀之中。果然過了不久，眼病就漸漸好了，不過大腿處卻未見毒發。於是官吏找來楊賁亨質問他，賁亨哈哈大笑，原來他是故意要病人悲傷，運用的正是《黃帝內經》以悲治怒的情志療法。

哭也是抑制憤怒的好方法，哭的時候，肺氣就旺盛起來，把肝氣平了下去。前面我們提到肝、肺的相互制約關係，因此當肺氣旺盛起來的時候，肝氣就平下來了。所以當你特別鬱悶的時候，可以找個沒人的地方大哭一場，哭完了馬上就會覺得舒服。

人在鬱悶的時候，可以向朋友等及時說出內心的感受，甚至大哭一場，就能將肝火平下去。

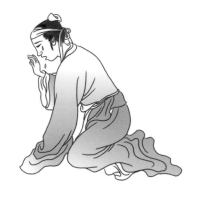

步驟一

兩掌握空拳,兩臂
向右側擺起,拳心
向下;兩腿微屈,
身體重心移至右
腿,左腳提起;目
隨手動,視右拳。
(圖①)

步驟二

兩臂上擺至高與
肩平;左腳經右
腳內側向左前方
邁步,腳跟著地;
目隨手動,視右
拳。(圖②)

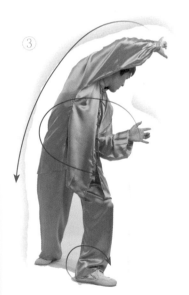

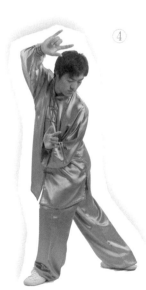

步驟四

身體右轉,左腳收回,開步站
立;同時兩手沿向上、向右、
向下的曲線畫弧,兩手握空拳
下落於體前;目視前下方。(圖
⑤)方向相反,再做一遍。然
後,將上述動作重複三遍。

步驟三

身體重心向前移;左腿屈膝,腳尖外展踏實;
右腿伸直蹬實;同時,身體向左轉,兩手成「鹿
角」,沿上—左—後的曲線畫弧,掌心向外,
指尖朝後,左臂彎曲外展平伸,肘部抵靠左腰
側;右臂舉至頭上部,向左後方伸抵,掌心向
外,指尖朝後;目視右腳跟。(圖③、④)

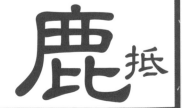

鹿抵

養心
心為氣血所養

五臟之中心屬火，如同自然界中的太陽，無私地發光發熱，澤被萬物。依靠陽氣的和煦升騰，使身體各部得以滋養，蘊藏生機。由此，想要讓這股升騰之力源源不斷，就要讓心的動力強勁，心氣足，氣血旺，才能讓人精神百倍；心為「陽中之陽」，要保持它旺盛的生機，但是也不能「火性上炎」沒有牽制，持重守位也同等重要，養好心，令身體調達。

心，君主之官

《素問·靈蘭秘典論》說：「心者，君主之官也，神明出焉」。《靈樞·五癃津液別》稱：「五藏六府，心為之主」。這兩段話的意思是說，心臟就好比一個國家的君主，所有決定國家前途、未來及安危的決策，都是從這裡發出，正所謂君主聖明則天下安，君主糊塗則天下亂。

心在人體中的地位與作用，就如同古時侯國家的君主，是體內各個器官組織的最高統治者；是它總領和協調著人體的臟腑、經絡、精、氣、血、津液等各項生命運動。此外，我們從古人對文字的使用也可見一斑，五臟中心、肝、脾、肺、腎，其他各臟都為月字旁，惟獨心字無月，因為古文中月字通「肉」，而古人以為心是儲藏神明（靈魂）之地，絕非一般的肉胎之軀、凡夫俗子可比。

人的精神活動由心掌管

《靈樞·邪客》說：「心者，五藏六府之大主也，精神之所舍也。」很多人不理解，為什麼中醫要將心放到那麼高的地位。其實這在《黃帝內經》中已經說得非常清楚了「心者，神之舍也」。如果我們用現代的話說，神明就是生命運動中最高的表現形式；就是我們人的精神、思維、意識、情緒、語言、表情等各種複雜的心理活動，以及身體的感覺、運動、定位、判斷、反應等一系列神經功能。

中醫認為，神明所居之地是心，神明從心出發，去控制和協調身體內臟腑、經絡、氣血、津液，生理的、心理的各項活動；若心氣平和、心血滋潤、神明安寧，人的精神、思維、意識、神經活動就清晰正常、身體安泰健康；如果心氣浮燥、血不養心、神明不安，人的精神、思維、意識、神經活動就會失調紊亂，甚至危及生命。

心是血液循環的動力和中心

中醫裡講，心主血脈，它實際上包括了心「主血液」和「主血脈」兩個方面。由於人體中心既是血液循環的起點，又是它的終點；它日夜不停地搏動，將血液從心送至血脈中，循環往復、周流不息，為人體的五臟六腑、四肢百骸、肌肉皮毛，各個器官組織供應氧氣和營養物質。因此在心臟、血液、血脈，這三者之間構成的共同體中，心是整個血液循環的動力和中心，它的作用十分重要。《黃帝內經》稱心主血脈，而不是其他臟器，真是精闢之極。

人的心主血脈功能，首先依靠的是心氣的推動，只有心氣強盛充沛，血液才有運行的動力，才能在血脈內正常地流通；其次，它也有賴於血液本身的充盈和血脈的滑利通暢。所以，心氣充沛、血液充盈、血脈通利，是維持心主血脈功能的三個前提條件。中醫診療疾病喜愛「望聞問切」，其中切診就是把脈，又稱「脈診」。若是心主血脈功能正常者，則脈象和緩有力、速率不快不慢、節律均勻；如果心主血脈功能異常者，診脈時就常會出現過緩、過速，或結、代、促、澀等病脈。

心主神明和心主血脈，這兩者相互聯繫、相互影響。因為心主血脈，但它為心神所控；如人的心率、血流的速度、血管的伸縮，就經常受到情緒、神經等因素影響和干擾。反之，心神又必須依賴於心血的滋養，如現代醫學研究就發現人的神經系統，其血液的供應量和耗氧量是最大的，所以如果心血不足，神失所養，人就很容易出現精神恍惚、健忘、失眠多夢等不適。

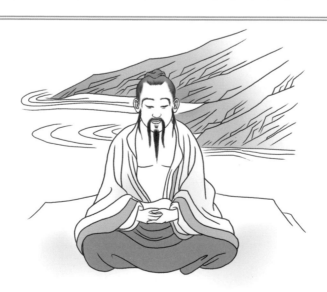

想健康，就要讓「君王」平安

人生有限，生命脆弱，因此若想在這苦短的人生中擁有健康，就要注重養生保健，而五臟養生之中最重要的，就是保護好心這個「君主之官」，就像「擒賊先擒王」的道理一樣，護人先保心。

讓心臟有足夠的陽氣

中醫認為保心、護心的第一位就是補益心氣，因為氣不足者，就不能助心行血，就會引起身體整個血液循環的淤滯不暢，導致營養和氧氣的供應不足和缺乏。

五行中心屬火，《素問・六節藏象論》更稱其為「陽中之太陽」，因此心就像一團熊熊燃燒的火焰，沒有休息、沒有停頓、一生一世，都在為我們人類辛勤地工作。它為何具有這麼旺盛的能量，這能量究竟來自何方？

中醫告訴你，這就是陽氣的作用，是氣的推動和溫煦功能。因為火為陽，主氣、主生、主動。在人體中心與血脈相連，正是心陽不停地蒸騰生發，心氣不斷地搏動輸出，血液才得以流通和運行全身，營養臟腑經絡、四肢百骸、肌肉皮毛。

一旦心臟停止了跳動，血液循環和人的生命也就結束了，所以中醫稱「氣為血帥」。如果說心是人體中的「君主之官」，那心氣就是這統領血液的帥中之帥，是維持人體生命運動的源泉。心只有擁有非常充沛的陽氣，才能這樣任勞任怨、始終不渝地維持人的生命。

- 心臟最怕陰寒

心屬火，最怕的就是陰寒之邪，耗傷陽氣，導致真陽被阻、宗氣受遏。無論是漢代大醫學家張仲景在《傷寒論》中所說的「胸痺」症，還是現代醫學中的冠心病、心絞痛、心肌梗死，從中醫而言，這均與心陽不振、心氣不足有關。

心臟要有充足的血液

中醫所說的「心主神明」，其物質基礎就是「心主血」，其實人的「精、氣、神」，無不依賴於陰血的滋養，故《靈樞‧營衛生會》稱「血者，神氣也」。

「神明」是中醫學中描述生命運動的一種最高表現形式，它就像現代醫學中人的大腦，以及神經系統的其他組成部分一樣，耗氧量最大，也就是說，它們最需要得到血液和營養的供應。

《靈樞‧平人絕穀》更是明確指出「血脈和利，精神乃居」，這說明陰血的滋潤和營養作用，對神志活動非常重要。為了將人的精神活動與五臟相配，《黃帝內經》又將人的神志細分成五個方面，如《素問‧宣明五氣論》中稱「心藏神，肺藏魄，肝藏魂，脾藏意，腎藏志」，但由於心為五臟之首，陰血皆歸心所主，因此其他各臟均受心所控、由血所養，所以即便是魄、魂、意、志，實際上它們都為心血所養。

● 心血不足，則神明不安

我們如果仔細觀察一下心血不足患者，在臨床上的主要表現多為心悸、怔忡、煩躁、失眠、多夢、健忘、易驚、面色蒼白無華等，這其中除了面色蒼白無華外，幾乎都是血不養神、神明受擾、神明不安的症狀。為此著名醫學家張景嶽在其《景岳全書》中說「血虛則無以養心，心虛則神不守舍」，所以中醫所使用的安神藥物中，有相當一部分其主要功效就是寧心養血，這些也都從另外一個側面證明瞭，只有心血旺，神明才能安。

心血供應不足者，容易不安、恐懼、健忘、精神萎靡，可通過用紅棗、當歸等熬湯汁進行調養。

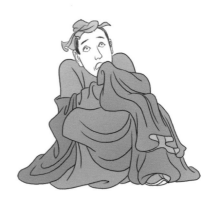

居家診測心狀況

六法自測心健康

對照下表，如果一週內有 3～4 天出現了下列症狀，就在對應症狀前的方框劃上「√」。若出現了 6 個以上的「√」，則說明心已經抗議了，這就提示你需要好好調養自己的心了。

診法	症狀	可能問題
手診	□ 指甲蒼白	心血虛
	□ 手心熱	心陰虛，虛火上炎
面診	□ 面色淡白	心氣虛、心血虛
	□ 面色滯暗	心陽虛
	□ 口唇青紫	心陽虛
	□ 唇舌色淡	心血虛
	□ 兩頰發紅	心陰虛，虛火上炎
	□ 舌爛生瘡	心火上炎
	□ 面色青白，唇色暗	心血瘀阻
	□ 面紅目赤	心火上炎
	□ 舌色紫暗或有淤斑	心血瘀阻
足診	□ 足心熱	心陰虛，虛火上炎
望	□ 神疲體倦	心氣虛
	□ 神志模糊	心陽虛
	□ 昏迷	心陽虛
聞	□ 呼吸微弱	心陽虛
	□ 氣短	心氣虛
問	□ 自汗	心氣虛、心血瘀阻
	□ 胸悶不適	心氣虛

問	☐ 心胸憋悶或作痛	心陽虛
	☐ 大汗淋漓	心陽虛
	☐ 四肢發冷、畏寒	心陽虛、心陽暴脫
	☐ 心悸	心氣虛、心血虛、心陰虛
	☐ 失眠	心血虛、心火上炎
	☐ 健忘	心血虛、心脾兩虛
	☐ 心緒不寧	心血虛
	☐ 多夢	心血虛、心陰虛，虛火上炎
	☐ 頭暈	心血虛、心陰虛，虛火上炎
	☐ 煩熱不安	心火上炎
	☐ 口渴思飲	心火上炎
	☐ 尿黃而少	心火上炎
	☐ 小便刺痛	心火上炎
	☐ 心胸疼痛	心血瘀阻
	☐ 大便溏洩	心脾兩虛

心臟疾病症狀與解析

症狀	解析
煩熱不安，夜寐不眠，口渴思飲，舌爛生瘡，尿黃而少，小便刺痛，面紅目赤	心火熾熱，心神被擾，所以導致煩熱不安，夜寐不眠。心火循經上炎則口渴思飲，舌爛生瘡面紅目赤。心移熱於小腸則尿黃而少，小便灼熱刺痛等
失眠、多夢、心悸、健忘，虛煩、盜汗，手足心熱，口乾咽燥，舌尖紅，少苔	多見平素肝腎不足，真陰虧耗，或熱病後期陰傷未復者，陰血不足，血不能養心寧神則出現心悸、失眠、多夢、健忘等，陰虛內熱則見盜汗，虛煩、手足心熱、口乾咽燥、舌尖紅、少苔
心悸、失眠，多夢，頭暈、健忘、心緒不寧，怔忡，面色淡白無華，指甲蒼白，四肢無力，唇舌色淡	見於久病體虛，脾運不健或亡血失血之人。心血不足，心失所養故心悸不寧，甚至怔忡。血不養心，神不守舍，故失眠多夢。血虛不能上榮清竅，故頭暈，健忘，面色淡白無華，唇舌色淡。血虛不能充實血脈，榮養四肢肌肉，故四肢無力，指甲蒼白

73

最容易傷心的生活習慣

　　心是人體中的「君主之官」、五臟之首，神明所在、生命主宰，那我們就特別要注意，儘可能避免各種不良的生活習慣，來威脅它的安全，傷害它的健康。

過度暴喜或激動

　　《素問‧陰陽應像大論》說：「在藏為心⋯⋯在志為喜。」所謂喜為心志，就是說人的精神愉悅，在五臟中與心的關係最為密切。按照現代心理學的觀點，高興、快樂是一種非常好的心理感受，它可以讓人的心情舒暢歡樂，能緩解人的精神緊張和焦慮，因此《素問‧舉痛論》中說「喜則氣和志達，營衛通利」。

● 強烈的精神刺激會影響心臟

　　《素問‧陰陽應像大論》同時又指出：「喜怒不節⋯⋯生乃不固。」例如，突如其來的意外驚喜，或過度的暴喜，也會給人帶來一種強烈的精神刺激。當人體受到這種強烈刺激後，身體中的神經和內分泌系統就會極度興奮，體內腎上腺素等物質，此時便會大量釋放，從而導致人的心率加快、血壓升高、呼吸急促、汗液分泌，嚴重時甚至還會出現休克、昏厥等異常狀況。

● 心腦血管患者尤其不宜大喜

　　對於那些患有心腦血管等慢性疾病的人，過喜的心理衝擊，對他們來說是一種嚴重威脅，不僅會誘發疾病，而且可加重病情。我們的祖先在《靈樞‧本神》中就提醒人們注意：「喜樂者，神憚散而不藏。」

　　人的神志宜收、宜藏，人的心神最害怕的就是神志渙散，造成它無法集中和收斂。所以，在日常生活中要善於調整自己的情緒，避免情緒過分地激動。

經常大汗淋漓

中醫稱人的津液經陽氣蒸化之後，從玄府（汗孔）排泄而出，則為汗。因此出汗是人體陽氣與陰津相互搏擊的結果，故古人說「陽加於陰謂之汗」。

按照現代科學研究，自然界中熱量的散發主要有三種形式，對流、輻射與蒸發，當人體溫度高於環境氣溫時，身體就會以出汗的液體蒸發形式，來調和營衛、疏通腠理、降低體溫。由於汗液屬津液的一部分，與血液一樣同為水穀精氣所化生，且兩者之間在血脈內外，可相互滲透、互為補充，因此中醫稱「汗血同源」。

五臟之中心主血，《素問·宣明五氣》第二十三篇說「藏化液，心為汗」。著名醫學家張景嶽指出「心之所藏于內者為血，發于外者為汗，汗乃心之液也」。所以中醫認為，人體如果出汗量過多，超過了津液和血液的生理補償限度，就會耗傷津血，影響體內水和電解質的代謝與平衡，造成血黏度上升，血液的攜氧能力下降，為此《靈樞·營衛生會》再三強調「奪汗者無血」。

● 大汗淋漓的健康危害

運行和控攝汗液排泄的動力是人的陽氣，大汗淋漓會造成氣隨汗脫，陽氣外洩，導致氣血兩傷、能量不足、心失所養、神明不安，出現頭暈眼花、心悸氣短、四肢軟弱、神疲乏力、失眠、煩渴、尿少等症狀。因此，大汗淋漓，究其源傷的是心中之津血，究其結果洩露的是心中之陽氣。

適量出汗是身體排毒的方式，最佳鍛鍊效果以微微出汗為宜，大量出汗會耗傷津血。

過度勞累

中醫認為，人的精神思維、情緒心理活動，在五臟之中與心肝兩臟關係最為密切。其中心主神明、掌控全身，接受資訊、分析處理、作出決策；而肝主疏泄、調節情志，通過喜、怒、憂、思、悲、恐、驚七情，折射人內心的心理變化，前者是「君主之官」，統治者、指揮中樞，後者是「將軍之官」，執行者、辦事人員。

《靈樞·口問》中說：「心者，五藏六府之主也……故悲哀愁憂則心動，心動則五藏六府皆搖。」因而，同樣是五臟養生，心神應該靜養，肝氣需要通暢，在日常生活中肝氣情緒可以宣洩釋放，而心神則絕不能過於勞累。

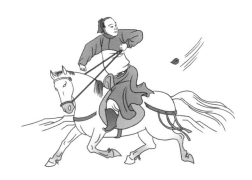

騎馬可作為過度勞累後的放鬆方式，但是要掌握基本的騎馬方法，不要騎烈馬、快馬，若出現心跳加快應立即停止。

● 身體和心靈都不宜過勞

現代人安身立命須以智力取勝，因此他們需要掌握更多的知識和資訊，甚至一輩子都要在學習中度過，不管男女老少，每個人幾乎從出生開始，就在進行一場接一場的智力博弈。再說，如今社會正處於新舊變革時期，各種利益調整，快速多變的工作節奏、競爭激烈的生存環境，日益膨脹的物質慾望，可以說現代人壓力之大，是前人無法想像的。情感問題、婚姻危機、職業壓力、人際關係……這一切都使人經常陷於忙碌之中，若以一個字來形容，那就是累，而且這種累，不僅是軀體的，還是心靈的。

因此在這種累的背後，更多的是心血和心氣的耗傷和不足，它所出現的最後結局，不是「心煩意亂」、「心驚膽顫」，就是「心神不定」、「心力交瘁」。所以，中醫提醒人們養神須先養心，過累可傷心。

過分受冷

心為陽臟，五行中屬火，又位於人體的上端一胸部，故前人將其比喻為人身之「日」，為陽中之陽。而且心主血脈，血液的運行與流通，無不依賴於心陽的溫煦、心氣的推動，所以中醫認為對心構成最大威脅的是六淫中的陰寒之邪。

古書記載，「寒主收引」，「天寒日陰，則人血凝泣」，各種寒冷的刺激，首先會令人體血管產生不同程度的收縮與痙攣，引發人體組織缺血缺氧，同時，大大增加體內兒茶酚胺類物質的分泌，導致血液黏稠度增高，形成血小板聚集和血栓梗塞。

● 心腦血管疾患的「0℃」界限

根據氣象研究人員和醫學專家經過多年的共同研究發現，在 0℃ 以下的低溫氣候，尤其是寒潮、強冷空氣活動的日子裡，急性心肌梗塞、腦血管意外等心腦血管疾病的發病率和死亡率均會明顯增多。為此有人提出應將 0℃ 視作心腦血管可能發生危險的醫療氣象預警信號。

● 氣溫過低易犯「心」病

所以每當冷空氣活動頻繁，特別是出現長時間低溫的天氣，日最低氣溫低於 0℃ 時，就常會出現一波明顯的心肌梗塞發病高峰。即使在炎熱的夏季，若長時間生活在低溫的空調環境中，同樣也會引起交感神經興奮，血管痙攣收縮，血壓增高，或血液循環受阻，引發心腦血管意外。

● 「心」病的發生原因

根據現代醫學的研究，造成這些疾病發生的最主要原因，一是血管的病變（如動脈硬化、動脈壁的炎症與損傷），或血液成分的改變（如血液黏稠度增加、高凝狀態、血栓的形成）；二是血流動力學的異常（如高血壓、低血壓、心功能障礙等），而所有這些血管病變，血液成分的改變，血流動力學的異常，在中醫中都屬於心主血脈的範疇。因此，無論寒傷的是血還是脈，最終傷的都是「心」。

一日中養心最好的時間
中午 11 點到 13 點

午時指的是我們平常所說的中午時分，也就是每天的 11 點到 13 點之間，所以又被稱為「日中」；這時候太陽高懸於人的頭頂之上，直射於下光芒萬丈，投向地面的陰影最短；因此它被中醫認定為一天當中陽氣最為充盛之時。

中醫理論若究其本質而言，它的核心其實就是陰陽二字，而陰陽分布於時辰之中兩個最重要的節點，就是子時和午時。因為子時和午時，在自然界天地之中是陰和陽的轉折點。尤其是午時，還是人體十二經脈中心經的當令之時，所以在十二時辰中，最適合養心的就是每天的中午時分。

午時做好兩件事，吃飯和睡覺

其實午時養生最主要的兩件事就是吃午飯，睡午覺。其實這兩件事還是有先後順序的。正確的順序是先睡午覺再吃午飯。有些人恐怕要說了，「我一直都是吃完午飯再睡午覺的啊！」雖然這是我們長久以來形成的習慣，但其實是不正確的。從早晨起床開始，陽氣一直處於上升階段，但是午時開始時，陽氣到達頂峰轉為往下走，此時，陰氣初生，陰陽相交。這時是最佳的休息時間，所以最適宜午睡，而不是吃午飯。而且，吃完午飯就睡覺也是不科學的。因為吃完飯，胃裡的食物正需要消化呢，可睡眠會影響消化，胃病、肥胖就進而找上門了。

另外，午時是心經值班，到了下午 1 點就是小腸經值班了。所以，12 點半左右吃完午飯，到了 1 點，這時是小腸經發揮功效的時候了。該消化的就消化，該吸收的就吸收，該丟棄的就丟棄，保證腸胃病離你遠遠的。

午睡多久最合適

按照《黃帝內經》的說法，凡善於養生者，首先要「法於陰陽」，也就是說人要養生保健，一定要懂得和遵從自然界和人體中陰陽轉換的客觀規律，絕不可逆天而行。

養心、護心者，在午時小憩片刻休養生息非常必要，古人稱寧靜才能致遠，中醫說養心方可安神，所以我們絕不應該在這天地之氣最為重要的轉換時刻去驚擾它、勞累它。中醫認為，午時人與自然，陰陽相會、水火交泰，也就是古人所稱的「合陽」。在陰陽相交的時刻是養生的關鍵時期，此時午睡，能讓身體進行自我調整，協調臟腑之間的關係，幫助恢復元氣。此外，心屬火，很多失眠都與心火過旺有關。每天堅持午睡，心火慢慢就會降下來。

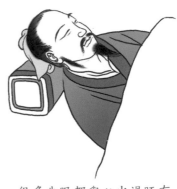

很多失眠都與心火過旺有關，每天15分鐘到1小時的午睡，可以將心火慢慢降下來。

午睡也大有講究。首先，時間宜在 15 分鐘到 1 小時之間。如果睡不著也沒關係，閉眼睛眯一會兒，對身體也是非常有好處的。午睡的時候，心歸於沉靜，其實也是一種養神的好方法。

按揉中指尖，緩解心慌氣短

每天午時，可以找中指指甲根部兩側一個最痛的點，按揉三分鐘，力度不要太大，以微痛可忍受為度。這個方法對心慌、氣短、胸悶不舒有調養作用。

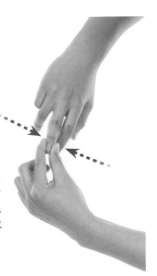

分別按左右手中指的指尖 1 分鐘，然後比較一下兩隻手的疼痛感，哪隻手的疼痛感明顯，說明這一側的肢體較疲勞。

紅色食物養心氣

現代研究發現：紅色食物除了能為人體提供豐富的優質蛋白質、維他命、微量元素之外，還含有比較豐富的茄紅素、丹寧酸、胡蘿蔔素等成分，具有較強的抗氧化功能，可以提高人體的免疫力，保護人體細胞免受致病微生物的侵襲。

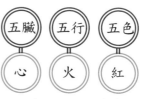

心與五行的關係

中醫認為，紅為火、為陽，與心相通，故紅色食物進入體內後，可入心、入血；尤其是偏於心氣不足、心陽虛弱者，經常食用一些紅色食品，有助於增強人的心陽、心氣、心血功能。但注意，動物中的紅色食品，卻不宜食用過多，因為像牛、羊、豬等紅肉類食品，脂肪多、能量高、長期過多食用很容易導致體內血管硬化，血壓增高，血脂和血液黏稠度的異常，最終危及心臟的健康。

晚餐伴紅酒，預防心血管疾病

葡萄酒中的營養成分比較豐富，所以適量飲用葡萄酒可以使人減輕疲勞、興奮神經、防止口角潰瘍，還可以維持皮膚和神經系統健康。葡萄酒中所含的維他命 B6 對於蛋白質的代謝有重要作用，所含的肌醇能夠增強腸的吸附能力，促進人的食慾。

每天喝一小杯紅葡萄酒對心臟有益，這也正是法國人心血管疾病發生率比其他國家低得多的原因。法國飲食與整個西方飲食一樣，都攝入大量的肉類等含膽固醇很高的食物，但法國人患動脈粥樣硬化心臟病的機率卻只是美國人、英國人的三分之一，這就不得不提到法國人喜歡飲用的紅葡萄酒。

- 預防心血管疾病

人的血液中有兩種脂蛋白：低密度脂蛋白和高密度脂蛋白。低密度脂蛋白可以被通俗地稱為不良脂蛋白，因為它們的結構容易斷裂，使膽固醇沉積物隨血液流動，並最終黏附在動脈壁上，增加了罹患心臟病的危險。而紅葡萄酒中所含的的抗氧化劑成分如類黃酮兒茶素及槲皮素等可以減緩動脈壁上膽固醇的堆積而保護心臟。此外，紅葡萄酒中的多酚物質，還能抑制血小板的凝集，防止血栓形成。這更揭示了紅葡萄酒在預防心血管疾病、防止中風方面的重要功能。

中醫也認為紅葡萄酒有滋補、助消化、防治水腫、利尿、殺菌的作用。葡萄酒中的化合物不僅是天然成分，而且種類繁多，非常有利於健康。葡萄酒中的化合物在保護身體不受低密度脂蛋白氧化侵害的作用方面，效果比維他命 E 更強。葡萄酒也比其他酒精飲品更加保健。

- 晚餐伴飲，有益心臟

葡萄酒有利於防治心血管病還和葡萄酒的飲用方式有關。大多數情況下，葡萄酒都是在進餐過程中，做為美味佳餚的伴飲。尤其午餐和晚餐，人們習慣食用豐盛的菜餚，大量的油脂會被吸收到血液中，使血液中的膽固醇和飽和脂肪酸含量形成一個高峰。特別是晚餐過後，血液中的高油脂含量會一直持續到次日清晨。

葡萄酒可以明顯降低血液中有害的低密度脂蛋白含量，減少血小板發生凝塊的危險和血栓的形成，所以晚餐時飲用葡萄酒可以發揮葡萄酒中酒精和酚類化合物的保健作用，中和飲食中飽和脂肪酸的壞影響，降低低密度脂蛋白含量，有益於心臟的健康。

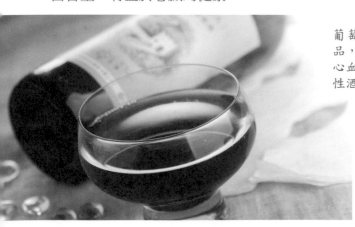

葡萄酒是唯一的鹼性酒精性飲品，適量飲用能預防諸如感冒、心血管等多種疾病，而啤酒和烈性酒則沒有這個效果。

每天四杯紅茶，能舒張血管

中國是世界上最早種茶、喝茶的國家。茶，不僅是世界三大飲料之一，而且有著養生保健、防病治病的功效，唐代著名藥學家陳藏器稱「茶為萬病之藥」。

在中國喝茶的人並不在少數，但未必人人都喝對了茶。因為在中國茶中有發酵過的紅茶，如祁紅、滇紅；有半發酵過的烏龍茶（又稱青茶），如武夷岩茶、鐵觀音；也有未發酵過的綠茶，如龍井、碧螺春；還有加上玫瑰、茉莉等花卉配製的花茶等等，按照中醫理論其功效各不相同。

● 紅茶可調節血脂

由於茶性偏涼，因此若是虛寒體質，想暖心、溫陽、利尿、抗衰老，則選擇飲用紅茶更為合適。因為紅茶在經過充分發酵、乾燥等加工工藝之後，茶多酚成分大大減少，而茶黃素的含量卻增加了，茶黃素具有調節血脂、預防心血管疾病的功效，所以紅茶的性味較綠茶溫和醇厚。

● 紅茶是心血管的健康衛士

紅茶中的鉀含量比較高，而鉀對維持人的心肌組織的正常功能，以及血管的擴張、利尿都具有非常重要的作用。此外，紅茶中的單寧酸可降低血液中的膽固醇，防止動脈硬化；而所含的黃酮類化合物，則能抑制血栓的形成；再加上紅茶中的咖啡因和茶鹼，它能興奮人的心臟，擴張冠狀動脈，改善血液循環，這些都能起到保護心血管的功效。

有報導說，心臟病患者，每天若喝上四杯紅茶的話，血管的舒張度可以從 6% 增加到 10%，與正常人的血管受到刺激後舒張度會增加 13% 相比，雖然較少但是也足以讓心血管疾病患者的血管暢通情況有所改善。

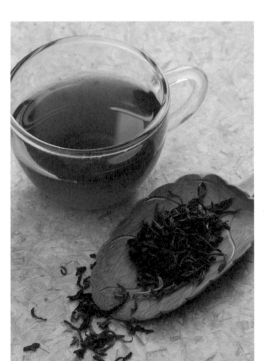

紅茶能暖胃，醒神，還能助消化。在寒冷的冬季飲用甘溫的紅茶是最適宜的。

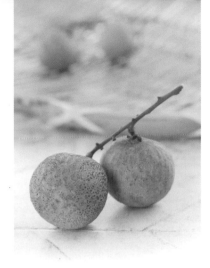

龍眼，女性養顏必需品

　　龍眼又名桂圓，因其主要出產於中國的南方，故被人譽為「嶺南佳果」。據文獻記載，無論是作為食品還是藥物，它在我國都已有數千年以上的食用歷史。中醫認為，龍眼肉味甘、性平、無毒，入心、脾兩經，具有補心脾，益氣血之功。

　　《神農本草經》中稱龍眼「久服強魂，聰明，輕身不老，通神明」；甚至民間還流傳有「龍眼樹下長壽叟，何翁一夜發變烏」的傳奇故事。因此龍眼肉在歷朝歷代，一直倍受喜愛，具有養心安神作用的滋補上品，對心脾兩虛引起的失眠健忘、驚悸怔忡等症最為適宜，中醫名方「歸脾湯」中即有龍眼肉入列。

龍眼性溫，極易助火，動胎動血，孕婦不宜食用。

　　龍眼肉，不僅可益氣補血、養心安神，用於體內各種虛損性疾病的治療，而且還能養顏美容、延緩衰老，是身體虛弱、面色無華、神疲乏力、四肢不溫者，最好的日常營養食品。

- 哪些人不宜吃龍眼

　　李時珍在將其與荔枝比較後指出：「食品以荔枝為貴，而資益則龍眼為良。蓋荔枝性熱，而龍眼性和平也」。但若是陰虛內熱，口乾、咽燥、大便秘結、面部潮紅者；或身體感受外邪，惡風、發熱、頭痛、咳嗽、急性腹瀉者；或體內濕濁阻滯，胃脘脹滿、噁心嘔吐、食慾不振、舌苔厚膩者，均不宜食用龍眼肉。

- 食用妙方

龍眼膏

材料	龍眼肉 30 克，白糖 30 克。
做法	將龍眼與白糖放入碗中拌勻，加水燒開，隨後放進鍋內再隔水蒸大約 30 分鐘，取出即可食用。
功效	據文獻記載該方名為「龍眼膏」，又稱「玉靈膏」，古人讚譽該膏「大補氣血，為勝參耆」，可養心安神。

常水腫的人要多吃紅豆

紅豆也叫赤小豆，有很高的藥用和保健作用，是一種藥食兩用的食物。紅豆富含澱粉，因此又被人們稱為「飯豆」。性平、味甘酸，對補血、強心、利水都有非常的作用。

紅豆藥用可清熱解毒、健脾益胃、利尿消腫、通氣除煩，可治療小便不利、脾虛水腫、腳氣症等，李時珍在《本草綱目》中稱其為「心之穀」。《藥論》中也記載紅豆可「散氣……令人心孔開，止小便數」，因為紅豆中含有一種難得的皂苷物，使紅豆具有通便、利尿消腫的作用，所以對人體心臟和腎臟的循環有很大的幫助，有益於治療心、腎方面的疾病。

所以，紅豆可以幫助防治各種水腫，無論是心源性還是腎源性水腫，都可以取紅豆配合一些利水的食材來幫助治療。

● 緩解夏日心煩口渴

紅豆屬於紅色食物，而心屬火，夏季宜養心，所以夏季吃些紅豆也能起到養心的作用。夏季，可以用紅豆煮水喝；或將紅豆蒸熟，磨成豆餡製成包子、點心經常食用。

另外，對於夏季心煩口渴者，還可以用紅豆 50 克、鮮白茅根 20 克，洗乾淨後一起放入鍋中，並加水煮至紅豆熟爛，喝湯即可，每日 1 次。可有效地緩解夏天氣溫升高所致的心煩易怒、口渴煩躁等症。

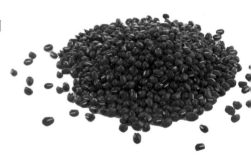

紅豆利尿，尿頻者忌食。

● 食用妙方

紅豆燉鯉魚

材料 紅豆 100 克、鯉魚 1 條。

做法 鯉魚去魚雜洗淨，和紅豆一起入鍋加水煮濃湯服用，每日 1 次；也可用紅豆 100 克洗淨，冬瓜 100 克洗淨切片，一起放入鍋中加水煮湯喝，湯汁分 3 次飲完。

紅豆飲

材料 紅豆 150 克。

做法 紅豆加適量水煮爛，再放入適量白糖調味，當茶飲即可。

常吃紅麴降血脂，減膽固醇

　　紅麴，又稱之為紅麴米。我們的祖先自唐朝就開始製作和利用紅麴，並一直延續至今。它不僅在烹飪中能調味染色，還可以製作酒、醬油及豆腐乳。在醫藥保健中也可用作藥物。

　　中醫文獻中稱它味甘，性溫，以活血化淤、健脾暖胃、消食見長。如《本草綱目》中便有「紅麴米」活血的記載。《本草求原》稱「凡七情六慾之病於氣以致血澀者，皆宜佐之」。也就是說，紅麴具有改善人體血液循環、活血化淤，改善血脂代謝的功能。

使用紅麴米時量不宜多，否則口味發苦，可加適量的糖，去酸解苦。

● 改善心肌功能

　　近年來國內外許多學者，運用現代科技對紅麴進行了各方面的深入研究，發現紅麴具有減少膽固醇吸收，幫助降低人的血脂、血壓和血糖，預防和治療動脈硬化、冠心病，延緩身體衰老、提高免疫力、抗腫瘤等多種功效。

　　1979年，日本東京農工大學遠藤章教授，從泰國進口的紅麴紅色黴菌培養基中分離出莫那可林 K（Monacolin K），證實紅麴的確有減膽固醇的功效。中國科研人員經過多年研究，已培養出一種特定的純種紅麴菌。經此類紅麴菌發酵出來的紅米中，含有相當高的膽固醇還原酶抑制劑，可有效抑制體內膽固醇的形成，從而降低血脂、阻止膽固醇的生成，改善血管內皮細胞功能、血液凝結功能、抑制血管感染髮炎功能，及保護心肌功能。中醫認為，人的血液和血管，均為心所主所管，故化血瘀、疏血脈，是護心行動中非常重要的組成部分。

● 食用妙方

狀元五香豆

材料　乾蠶豆 500 克，紅麴適量，鹽、醬油、白糖、八角、五香粉、料酒各適量。

做法　將蠶豆在清水中浸泡 24 小時後撈出，倒入鍋內；鍋內加入適量清水和八角煮 1 小時，再加入紅麴米、食鹽、白糖、料酒、醬油和五香粉；煮到蠶豆透爛時，即可取出，攤涼至乾即可當零食享用。

夏季重養心

《素問・六節藏象》：「心者，生之本，神之變也，其華在面，其充在血脈，為陽中之太陽，通於夏氣。」夏季，白晝長、黑夜短，日照時間長，光線輻射強，熱量不易散失。一般平均氣溫在 22℃以上，最高氣溫甚至可達到 39℃以上。故五行中夏季屬火，為一年中陽氣最旺之時。

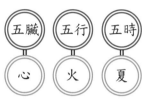

心與五行的關係

按照五行配五臟的原則，心為火，與夏相通。由於夏季豔陽高照、地熱燻蒸，導致人的陽氣外浮、陰氣暗伏，中醫一直要強調「春夏養陽」，其原因就出自於此。基於同樣的道理，夏季雖然是一年中天氣最為炎熱的季節，但中醫認為不可吃過於寒涼的食物，也不可待在溫度過低的空調房內，以避免損傷體內的陽氣。

高溫下心率加快，易疲勞

心為「君主之官」，藏神、主血脈、泌汗液；故夏日火熱灼盛，必累及於心。首先「火旺則令人煩」，這煩指的就是心神不安。因為夏季高溫，可使人的神經反射潛伏期延長，運動神經興奮性降低，注意力無法集中，動作的準確性與協調性減退，身體反應能力遲緩，導致人體睏倦嗜睡、心情煩燥、不思運動、疲乏無力、效率下降、錯誤率增加。據國外文獻報導，有的還可能出現突然的情緒失控，如無法自我控制的哭泣，無緣無故的突然大怒等症狀。

同時，高溫下，人的心率會明顯加快，甚至每分鐘達到一百次以上，由於心率增快，會使得心輸出量急劇增加，而這種超常規巨大的心臟負荷，常會令那些心功能偏弱的人，以及心血管疾病患者難以應付，而引發心力衰竭。

夏季宜「晚睡早起」

《素問‧四氣調神大論》:「夏三月,此為蕃秀,天地氣交,萬物華實,夜臥早起,無厭於日,使志無怒,使華英成秀,使氣得洩,若所愛在外,此夏氣之應養長之道也。」

由於夏日晝長夜短,陽氣盛而陰氣弱,這會破壞人原有的作息規律,容易出現睡眠不足,導致心神失養。因此中醫認為,此時人應順應自然、順應天時,調整好自己的生活作息時間,以養心神。

《黃帝內經》中針對夏三月,特別提出了「夜臥早起」的觀點,也就是晚些睡覺,以彌補自然界中陰氣的不足;天亮即起,以順應自然界中陽氣的充盛。中醫認為四季中春生、夏長、秋收、冬藏,因此夏季中自然界華英成秀,呈現出一派繁榮興旺景象,這時人們應該多到室外活動,宣洩疏通體內的陽氣,以預防肝木鬱結、滋生心火。

● 一早一晚勤鍛鍊

中醫一直都非常重視人與自然的相互關係,提出「人與天地相參也,與日月相應也」。也就是說人作為天地中的一分子,他不能脫離自然,獨立存在,並與其相互協調,共同發展;同時,自然又時刻在對人體產生各種感應,影響著身體的生命節律、疾病的轉歸。所以中醫養生,需要根據不同的節氣時令,因時而宜,因地制宜。

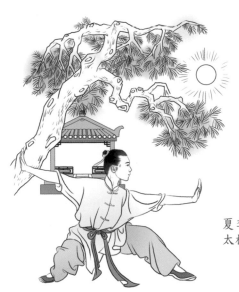

四季中,夏屬火,通於心,加之心為火臟,兩火相逢,最易損傷心血、心神,所以夏季,人們在早晚氣溫涼爽之時宜動,如外出遊泳、林間散步,打打太極拳等,以疏通肝木、宣洩心火;在子午陰陽轉換之際宜靜,如聽上一段音樂、泡一會足浴,閉目養神、安然入睡,以交通水火、養心安神。

夏季養生不可過於激烈,書畫、打太極、乘涼靜坐等都可清心抑火。

遠離空調，適度出汗

我們在前面討論了大量、過度地出汗，會導致人體心陽與心氣的損傷。但夏季高溫時，人若是少汗，甚至無汗，這也是不正常的。

● 出汗散熱以護心神

夏季氣候十分炎熱，尤其是當外界環境溫度超過人體體溫時，身體就需要以出汗來蒸發散熱，就如《素問‧生氣通天論》所說的「體若燔炭，汗出而散」。此時若是人的腠理緊閉、合而不開，陽氣被遏、無汗可泄，身體就很難維持正常的熱平衡。

特別是老人、兒童、體質虛弱者，就很容易發生「中暑」，倘若不及時處理，就可能傷及心神，出現中樞神經機能失常，意識混濁、狂躁不安、神志昏迷、全身抽搐、心律失常、腦水腫、休克甚至死亡。所以夏季，人需要出汗散熱以護心神，只要不是經常大汗淋漓就好。

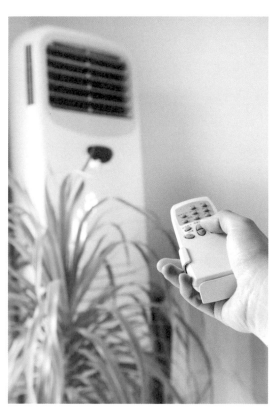

將空調溫度調到26℃，既舒服又不易患病，每隔2個小時打開窗戶10分鐘透風。

● 空調可誘發內分泌失調

現在越來越多人為因素會造成少汗、無汗。尤其是空調的使用日益普及，這也會造成皮膚溫度降低，導致汗腺分泌的減少或停止，而引發「空調病」。所以夏季千萬不要長時間待在空調房內。尤其是老人、兒童、體虛弱者，應利用早晚氣溫相對較低的時候，進行一些戶外活動。特別是那些長時間在空調環境中工作的人員，每天至少要到戶外活動數小時，適量地出點汗。

吃西瓜，消暑解渴

　　心為火臟，與夏相通，人身之「太陽」。在炎炎夏日，何以養生保健？除了適量地出汗散發熱量之外，最好的辦法就是中醫所說的「壯水之主以制陽光」。

　　事實也是如此，當你身處暑熱口乾舌燥時，吃上兩片汁甜味美的西瓜，立即就會有清涼解渴、暑意頓消之感。研究表明，西瓜的含水量高達 96.6%，並含有人體所需的各種營養物質，如瓜胺酸、丙胺酸、麩胺酸、精胺酸、葡萄糖、維他命 A、維他命 B 群、維他命 C 及胡蘿蔔素等。

● 暑熱吃西瓜，以滅心火

　　西瓜不但是消暑佳品，還是治病良藥，被中醫譽為「天然白虎湯」①。西瓜性味甘寒，入心、胃、膀胱經，能「治一切熱證」，尤其是擅長引領心包之熱，從小腸、膀胱下瀉而走。西瓜除了可「消暑熱、解煩渴」，還能「寬中下氣、利小水、治血痢」，凡是體內出現發熱、口渴、多汗、煩躁、少尿等熱證表現時，即可食用西瓜。

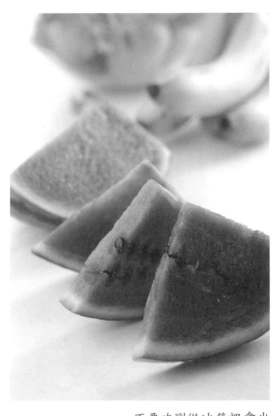

不要吃剛從冰箱裡拿出來的西瓜，西瓜性寒涼，吃冰鎮西瓜容易損傷脾胃陽氣。

　　西瓜性偏寒涼，陽氣不足、脾胃虛寒、大便溏瀉者不宜食用；再者，西瓜原為夏季消暑之品，但如今引入暖棚生長，嚴冬時節市場仍有供應，可中醫認為冬季陰寒較盛，除非熱證患者，此時大量食用很有可能損傷體內陽氣，故必須慎食。

---

① 「白虎湯」為醫聖張仲景所擬，出自《傷寒論》，應用至今已有數千年的悠久歷史；它清熱生津，治療大熱、大汗、大渴之症，效果最佳。

心保健，穴位按摩功效大

按壓心經療心病

在十二經脈中與心關係最為密切的就是手少陰心經，因此無論是該經所聯繫的內臟（心與小腸），還是它運行經過的部位，所發生的任何異常，都可稱之為心經之病。

中醫將心痛、咽喉乾燥、口渴等稱為「本臟病」；將眼睛發黃，脅肋疼痛，上肢內側後緣疼痛、發冷，掌心處發熱灼痛等稱為「本經病」。本臟病和本經病，皆為心經之病，都可取心經或心經之穴加以治療。

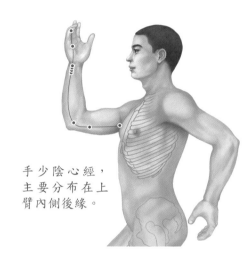

手少陰心經，主要分布在上臂內側後緣。

- 手少陰心經的基本走向

起始於心中，並向下貫穿橫膈膜與小腸相聯絡；另有一條支脈，向上挾行於咽喉（食道）兩旁，與眼睛的經脈相聯繫進入頭顱。而它直行的經脈，則從心上行至肺部後，向下橫出於腋窩下，沿著上臂內側的後緣，循行於手太陰肺經和手厥陰心包經的後方，一直下行至肘內，再沿著前臂內側的後緣循行，直達掌後小指橈側前端，與手太陽小腸經相銜接。

- 熱者按摩短而快，寒者按摩長而緩

在臨床上只要是心經之病，就可以在兩上肢內側的後緣，手少陰心經的循行路線進行按摩。若是按壓處發現有明顯壓痛，則可多按揉一會，以行氣活血、疏通經絡。按摩時，經氣亢盛者當用瀉法，經氣不足者可用補法；病屬熱者按摩時間應短而速，病屬寒者按摩時間要長而緩；心陽不足、心氣虛弱者，按摩之後還可以配合使用灸法。

一切與心有關的不適都可找「心俞」

在人體腰背部的足太陽膀胱經上，分布著一組非常特殊的穴位，中醫稱之為「俞穴」。古時「輸」與「俞」字相通，為「輸」的意思，因而「輸穴」，既是督脈之氣通於足太陽經，並輸注於內臟的部位，又是各個臟腑之氣通達於體表的部位。輸注於心者，稱為心俞穴。

在經絡中「俞穴」的主要作用有二，一是可以作為疾病診斷的依據，如《靈樞·背腧》篇中說「按其處，應在中而痛解」，是說按壓「輸穴」可發現內臟的疾病；二是可治療該「輸穴」所對應的臟腑疾病，如《素問·長刺節論》中說「迫藏刺背」，就是通過刺激背部的「輸穴」，治療分布在胸前側所對應的內臟疾病。

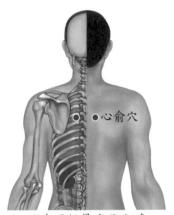

低頭時項部最高隆起處，向下數第 5 個突起下旁兩橫指，左右各有一穴。

- 定位心俞穴

心俞穴位於第五胸椎棘突之間，旁開 1.5 寸處。它作為心臟在背部的投影點，心氣的輸出部位，最能反映體內心氣和心血的變化。

- 按摩心俞穴，力度不宜過重

中醫裡，心藏神志、主血脈，在液為汗，在體合脈，其華在面，開於舌，所以凡是人體出現失眠、健忘、煩躁、語言困難等精神情緒方面的異常；胸悶、心悸、心律不齊、心絞痛等心血管功能的紊亂；以及多汗、自汗、盜汗、面色蒼白、缺少光澤等問題，都與心有關，皆可取「心俞」穴進行治療。操作時可用拇指指腹在心俞穴處輕輕揉按數分鐘，但因心為人的「君主之官」，藏神主志，故此處不宜採用過重手法強力刺激。

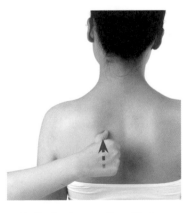

長期失眠、心緒不寧者，適宜輕柔按摩心俞穴，每次 2～3 分鐘。

心火旺的人多按「少海」

五臟之中心屬火、腎為水，經絡之中心為手少陰、腎為足少陰，故心腎兩臟兩經關係尤為密切。中醫認為，自然界中獨陰不長、孤陽不生。人體也是如此，只有水火既濟、心腎相交，才能令人體陰陽平衡、身體吉祥安康。

若是心火旺盛不能下達於腎水，腎水虛虧不能上濟於心火，就會出現「心腎不交」，甚至於心火旺盛、反侮腎水的局面，導致全身燥熱、心情煩躁、口乾舌燥、多汗盜汗、失眠多夢、遺尿遺精。

少海穴在肘前區，橫平肘橫紋、肱骨內上髁前緣。

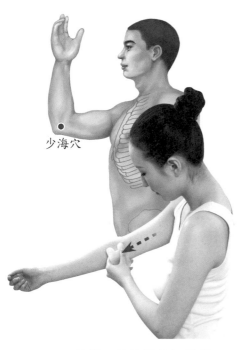

少海穴

● 定位少海穴

少海穴位於肘前區平肘橫紋，肱骨內上髁前緣處，為手少陰心經的合穴。經絡中所謂的「合穴」，大多分布於肘、膝關節的附近，它就如同江河湖海，為氣血匯聚之處，故稱其為「少海」。

● 按摩「少海」清心火

少海穴在五行中屬水，心在五行中屬火，根據五行中相生相剋的原理，火由水剋，所以凡是心火旺、反侮水之症，都可通過刺激少海穴，去心火、補腎水，來加以緩解和治療。

此外，現代人的發病模式，正在由自然單一因素向社會心理綜合因素轉換；各式各樣的人格偏差、行為異常、精神障礙、身心疾病，不斷湧現，甚至嚴重爆發。這些從中醫角度而言，有不少都與人的私欲膨脹、心火旺盛有關，此時也可按摩少海穴，清火瀉欲，以保護人的心理健康。

沿著心經的循行位置刮少海穴可以清心火。

「勞宮」，保心之穴

經絡中雖然心包為手厥陰經，心為手少陰經，但在臨床上心包與心的病症非常相似，只是程度上有深淺輕重的不同。

中醫文獻中稱「心包為心之外膜，附有脈絡，氣血通行之道。邪不能容，容之心傷」；所以在中醫中心包既是心的保護組織，代其受邪，不讓心受到外邪的直接攻擊。同時，心包又是心氣、心血，向外的運輸通道，故兩者關係十分緊密、功能有所重疊。

手厥陰心包經的基本走向是，起於胸中，歸屬於心包，下行穿過膈肌，旁絡上、中、下三焦。外行一支則從胸中分出，淺出脅肋部在腋下 3 寸處，向上至腋窩下，沿上肢內側中線入肘，經前臂掌側內關穴，過腕後如掌中勞宮穴，下行至中指橈側指端；這一路的分支又從勞宮穴出發，沿環指尺側，直到其指端與手少陽三焦經交會。

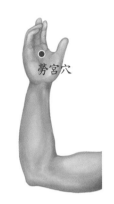

勞宮穴在手掌心，握拳屈指時中指指尖所指處。

● 勞宮穴擅長治內臟疾病

平時我們可經常用兩手相互交叉，或者再加上一到兩個核桃，反覆摩搓手的掌心處，因為這裡隱藏著一個非常重要的保心之穴──勞宮穴。由於手為勞作之器，掌心隱藏深處為宮，故古人稱該穴為「勞宮」。勞宮為手厥陰經的「滎穴」，經絡中「滎穴」①，最擅長治療的就是內臟疾病。故勞宮穴的診治範圍，不是心火亢盛引起的口臭、口苦、口乾舌燥；就是心神不安導致的精神情緒異常；或者是心脈痺阻造成的心悸、胸悶、疼痛；總之它萬變不離其宗，圍繞著就是一個「心」字。

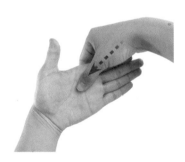

以一手拇指反覆按壓另一手勞宮穴，或者兩手間夾一個核桃或鋼球，使其在勞宮穴上旋轉。

① 經氣流行的部位，像淺水流，滎迂未深，叫「滎穴」。

93

心絞痛、心律失常找「內關」

中醫認為，由於心為「君主之官」，所以它遭遇病邪侵襲時，大多由心包絡代其受過。同樣，心臟發生疾病時，也常會通過心包經顯現出來。因而作為手厥陰心包經中「絡穴」的「內關」，自古以來便是中醫治療各種心臟疾病之要穴。

在現代臨床上中醫也常以「內關」穴，來治療心律紊亂、心率失常、冠心病、高血壓等心血管病變。中醫稱，舌為心之苗，所以，內關穴還可以治療中風以後或其他原因引起的舌強腫痛、堅澀，言語困難。此外，「內關」還是八脈交會穴之一，通於陰維之脈；所以它尚可溝通其它各脈，維持體內陰陽、臟腑、氣血的平衡，緩解胃痛、嘔吐、呃逆、哮喘、頭暈各症。

● 點按內關穴，調整心率、心痛

必要時可以同時刺激手臂掌側的「內關」和背側的「外關」二穴，這在中醫學中被稱之為「透穴」治療。內關穴，除了可治療人的軀體疾病，還能疏暢情志、緩解精神鬱悶、壓抑、煩躁等心理異常；所以那些患有憂鬱症等心理或身心疾病的病人，也可經常按壓「內關」穴，以調節心情。

● 預防暈車的特效穴

內關穴還是預防暈車的特效穴位。在坐車之前，把生薑片敷在內關穴上，貼的時候注意男左女右，就可以有效防止暈車了。平時多揉內關穴還有補益氣血、安神養顏的功效，愛美的人，或者處於更年期的朋友，更要多按摩內關穴。

3橫指
內關穴

內關穴在前臂前區，從腕橫紋向上量3橫指，兩條索狀筋之間，即是內關穴。

點按內關穴，可預防暈車。

教你如何清心火

　　由於五行中心為火臟，因此無論是外感內傷，情志抑鬱、火熱內侵，或過食辛辣、溫補之品，都有可能引發「心火上炎」。這火中有虛有實，虛者，乃津液不足，心陰或心血虛虧所致，臨床表現為面紅、潮熱、盜汗、心煩、失眠、健忘等；實者，由氣機鬱結、瘀血或濕濁停滯引發，主要症狀有口乾舌燥、頭暈頭痛、小便短赤、心煩易怒等。

找到「火」源，再去火

　　《黃帝內經》中很具體地將五臟比喻成古代的官職，心就像君主，肝就像將軍，肺就像宰相。若僅僅是將軍或宰相出了問題，只會影響到君主的決策，不會對整個朝堂有大的影響。可是，如果是君主出了問題，「龍顏大怒」，將軍、宰相的日子就都不好過，因為「心為五臟之主」，心臟的問題則會影響到肝、脾、肺、腎等其他臟腑。

- 心火影響腎臟

　　心在五行中屬火，位居於上而屬陽。腎在五行中屬水，位居於下而屬陰。中醫常說「陰陽平衡」、「水火相濟」，就是說心與腎要相互平衡，心火要下降，把陽氣送給腎，腎才不會寒；而腎水必須上行滋養心陰，否則，心火就會亢盛。若心陽不足，就無法把充足的陽氣送給腎臟，會造成腎精虧損，所以心臟出問題的時候，也會影響到腎臟。

- 心與小腸要相互兼顧

　　心脈屬心，下絡小腸，小腸之脈屬小腸，上絡於心，心屬裡，小腸屬表，心與小腸通過經脈的絡屬構成表裡關係。心與小腸經脈相聯，所以氣血相通，心之氣通於小腸，小腸之氣亦通於心，兩者又是相互影響的。

若心火過旺，除了出現口爛、舌瘡外，還會出現小便短赤、灼熱疼痛等小腸熱證，也就叫做「心移熱於小腸」。反過來，若小腸實熱，也可能順經向上影響心臟，會導致出現心煩、舌尖糜爛等症狀，所以，治療的時候，不僅要清瀉心火，還要清利小腸之熱，相互兼顧，才能取得良好的療效。

- 心肺協調，呼吸系統才能正常

中醫認為，心主血，肺司氣，而血是氣的載體，也就是說「血為氣之母」、「血以載氣」。在生理功能上，肺吸入的清氣需要通過血液的運化才能分布到全身各處，濁氣也要依附於血液才能到達肺部，通過肺的呼吸排出體外。

只有心的功能正常，血液運行才會通暢，讓體內濁氣和大自然的清氣正常相替換，呼吸系統也就正常了。

- 分清虛實，知其根源

若是要清除心火，首先必須分清虛實、知其根源；如果是實火，因五行中木能生火，故清心時定要平抑肝木，方可釜底抽薪、斷其火源；臟腑中心與小腸為表裡，所以只有清洩小腸，才不至於閉門流寇，給火以出路。若是虛火，因五行中水能剋火，那就得滋養腎水，壯水之主以制陽光；同時，減少汗液不必要的流失、保護好體內的津液，以潤心陰、心血。

分清虛火、實火，多吃「苦」

心火旺盛不僅造成情緒急躁、失眠，還容易引起其他疾病，所以首先要清心火。但相對於吃藥瀉火而言，清心火最安全的方法是食療，不僅有益身體健康，還能防病。

中醫所講的「苦寒」食品多是苦味食品，但苦味食品並非都是味道發苦的，苦味食品主要以蔬菜和野菜居多，如苦瓜、萵筍、絲瓜、苦菜、芹菜、苔菜等。

不過，多吃一些苦味食品，對實火患者確實能發揮清涼敗火的作用。但中醫認為，使用過多苦寒之藥，一會傷害人的胃氣，二會損耗體內的津液，特別是對虛火患者，更是毫無益處。而且根據中醫「春夏養陽」的原則，夏季飲食宜溫；過於寒涼則會助濕生痰，困脾傷陽。故清洩心火時，應根據環境氣候特點，個人身體情況，注意陰陽的平衡。

　　如確為實火灼盛者，可以用中藥裡苦寒之品蓮子心泡茶飲用，發散心火；或以甘、淡、微寒，入心、小腸經的燈心草，一小把加水煎湯代茶飲用，清心除煩，利尿通淋。若是虛火上炎者，則可選用西洋參 6 克、麥冬 20 克，開水浸泡代茶飲；或以銀耳 10 克、石斛 20 克，加水燉服，每日 1 至 2 次，益氣養陰、生津降火。

清心火首推蓮子心

　　蓮子心味苦，可以發散心火。雖然有寒性，但不會損傷人體的陽氣，所以被認為是化解心臟熱毒最好的食物。平時可以用蓮子心泡茶，也可以再加些竹葉或生甘草，能增強蓮子心的排毒作用。對實火灼盛者尤為有效。另外，「心開於舌」，如果舌頭疼也是心火旺的表現，這時候也可以用蓮子心泡茶。但是注意，不能一直喝，只能喝 1 ～ 2 天。

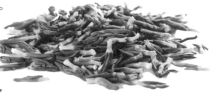

每天用一小撮蓮子心泡水喝，對便秘患者有幫助。

苦瓜涼拌最敗火

　　大多數苦味蔬菜的最佳做法還是涼拌，比如苦瓜。如果用清炒的方法，會使苦瓜中的維他命在清炒過程中大量流失，而且清炒後的油含量比較高，人們食用後會攝入較多的油脂，不能發揮清涼敗火的作用。而涼拌的方法就能很好地保留苦瓜中所含有的維他命，所以最好還是涼拌。

苦瓜身上一粒粒的果瘤，是判斷苦瓜好壞的標誌，顆粒越大越飽滿，表明瓜肉越厚。

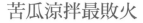

暴喜傷心，恐嚇來救

我們都知道，樂極生悲是形容一個人快樂到極點卻轉而發生悲哀的事情。劉安《淮南子·道應訓》曾提到：「物盛而衰，樂極則悲。」也就是說，事物發展到極點就轉向衰敗，歡樂之極就轉向悲哀。人逢喜事精神爽，但不可得意忘形，否則樂極生悲，好事變壞事。

《史記·滑稽列傳》有個傳說：

戰國時期，楚國發兵攻打齊國，齊威王派淳于髡去趙國搬救兵。淳于髡成功求得趙國精兵十萬，戰車一千輛。楚國聽到消息後，連夜就撤兵了。齊威王非常高興，在後宮設置酒餚，召見淳于髡，賜他酒喝。齊威王問淳于髡：「先生能飲幾何而醉？」淳于髡回答：「臣飲一斗亦醉，一石亦醉。」齊威王不解其意，淳于髡解釋自己在不同場合、不同情況下酒量會變化：「所以我得出一個結論，喝酒到了極點，就會酒醉而亂了禮節，人如果快樂到了極點，就可能要發生悲傷之事（原文即「酒極則亂，樂極則悲」）。所以，做任何事都是一樣，超過了一定限度，就會走向反面了。」並以此來婉轉地勸說喜歡徹夜喝酒的齊威王。「樂極生悲」就由此而來。

提到樂極生悲，有很多例子，古羅馬喜劇詩人菲利庇德出乎意料地獲得夢寐以求的成功，但卻因興奮過度窒息而死。在程咬金九十大壽的筵席上，滿朝文武、滿堂兒孫齊來拜壽，連皇帝也前來祝賀，他想起瓦崗三十六英雄都已不在人世，惟獨他還活著，並享受這種殊榮，過喜大笑，三聲殞命。

通過恐嚇，使患者產生畏懼心理，可治療因過喜造成的心神恍惚等病。

暴喜對心臟是一種強刺激

說到喜悅，本來能使人氣血調和，精神振奮，對人有益。但是如果是暴喜，即突如其來的驚喜或過分的大喜，也是一種強烈刺激。大腦受到這種刺激後，會刺激神經興奮，並釋放大量腎上腺素，導致心跳加快、血壓升高、呼吸加促，如果超過了人的適應能力，就會造成體內紊亂。尤其對於有高血壓和心臟病的人，更是一種嚴重威脅。所以，在日常生活中要避免過分激動，當大喜臨門時，要注意控制自己的感情。

通過恐嚇可制喜

《素問‧五運行大論》中說「恐勝喜」。中醫認為，恐在腎屬水，喜在心屬火，五行中「水剋火」，因此恐勝喜。

「恐則精卻」、「恐則氣下」，所以對喜傷心者，可以用恐嚇的手段和方法，使患者產生畏懼、驚惶的情感，從而治療其過喜所致的心氣渙散、心神恍惚、嘻笑不休、狀若癲狂等病症。

以恐勝喜的醫案很多，而我們最為熟悉的就是《儒林外史》中范進中舉的那一段：

胡屠戶凶神似的走到跟前，一個嘴巴打過去，喜瘋了的范進頓時昏倒於地。抹胸捶背之間，漸漸喘息過來，眼睛明亮，竟然就不瘋了。胡屠戶是范進最畏懼的人，讓胡屠戶去打范進，正是以恐勝喜的情志療法。

醫生不打人，但嚇唬病人使其產生恐懼卻是拿手好戲。張從正在《儒門事親》講了這樣一則病例：

一個人因為喜樂過極而生病，請一個姓莊的醫生來治療。醫生切脈，故意做出驚慌的表情，說：「我去給你取藥。」卻一連好幾天都沒回來。病人見醫生的表情就已然懷疑，見其借口拿藥數日不回，以為那一定是自己的病沒治了。恐懼之下，找來親友尋求安慰。醫生知其將癒，就告以實情，果然不久病人就痊癒了。

① ②

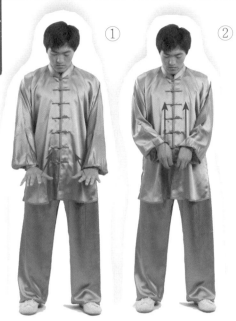

③

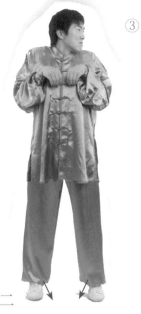

步驟一

兩手於體前，手指伸直分開，再屈腕撮攏捏緊成「猿鉤」。掌指撮攏變鉤時，速度要快。上提重心時要按聳肩、收腹、提肛、腳跟離地、轉頭的順序，動作要充分。動作可配合提肛呼吸。（圖①、②）

步驟二

兩手上提至胸前，兩肩上聳，收腹提肛；同時，腳跟提起，頭向左轉動；目隨頭動，看身體左側。（圖③）

④ ⑤

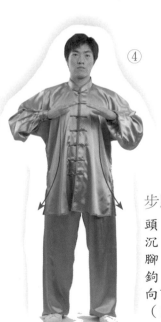

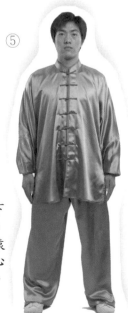

步驟四

兩掌沿體前下按落於體側；目視前方。（圖⑤）方向相反，再做一遍。然後，將上述動作重複三遍。

步驟三

頭轉正，兩肩下沉，鬆腹落肛，腳跟著地；「猿鉤」變掌，掌心向下；目視前方。（圖④）

猿提

養脾
脾為後天之本

五臟之中脾屬土，土為萬物之母，有厚土之德，既是生命的起點，也是生命的終點。看似地位卑賤，其實可以化生氣血，長養萬物，是人得以生息的後天之本。脾的特性是喜溫怕寒，喜燥惡濕，生活處處要注意，凍土尚不能生長草芥，脾土同樣如此。飲食無度，寒涼無忌，只會令內臟受傷，養護脾胃，讓它好好發揮功能，才能令氣血充盈，陽氣升降無憂。

脾，倉廩之官

《素問‧六節藏象論》云：「脾胃大腸小腸三焦膀胱者，倉廩之本。榮之居也。」《素問‧靈蘭秘典論》云：「脾胃者，倉廩之官，五味出焉」。倉廩之官，是古時候管理糧食倉庫的官吏。而人體承擔此項任務的器官就是脾胃，於是我們的祖先將脾胃比喻成人體中的倉廩之官。

脾是如何發揮「倉廩」之職的

中醫認為，脾主運化，這「運」指的是運輸和分布，而「化」則是變化、轉化的意思。因為在人的一生中，除了胚胎期間主要依賴母體的營養生存之外，出生後隨著體內消化器官的逐漸成熟，就需要攝入各種食物，來滿足自身的營養需求。

人體吃進的食物並不是直接被吸收和利用，需要通過脾胃等器官，對攝入的水穀（食物）進行腐熟、運化、升清、降濁等一系列的生理代謝，以化生氣血、津液，營養臟腑經絡、四肢百骸。如果人的脾胃運化功能異常，就會出現身體的消化吸收障礙，營養不良，氣血不足，經脈空虛、肌肉萎縮等各種病變。所以中醫認為，雖然人以水穀為食，但其所有生命活動都離不開脾胃的受納與運化。

人體中需要經過脾胃運化的物質，一是水穀之精微，也就是現代營養學中含有碳水化合物、脂肪、蛋白質、礦物質、維他命等營養成分的各種食物；二是承擔著人體新陳代謝中最重要的運輸載體、生化反應媒介等作用的水液。其中的水穀部分，先是入胃腐熟，再經脾的運化和升清，上輸於心肺，通過肺氣的宣發、肅降、散布，營養全身，所以《素問‧奇病論》說：「夫五味入口，藏於胃，脾為之行其精氣」。

水液在中醫中被稱之為津液，進入人體後，一部分為脾胃吸收、運化，散布全身，發揮其滋潤、滑利、營養作用；另一部分則通過肺和腎的氣化，化為汗液、尿液，排出體外。如果脾運化水液的功能失常，水液無法正常布散或排泄，停滯於體內，就會引發濕、痰、飲等病理產物，或產生水腫。因此《素問·至真要大論》說「諸濕腫滿，皆屬於脾」，其依據就在於此。

脾氣能固攝血液，使之不外溢

中醫認為，心主血脈，肝藏血液，那脾在血液的運行中，又是什麼樣的角色呢？我們知道人體中「氣為血帥」，心氣通達，才能令血液循環不息；肝氣疏泄，方可讓血液有進有出；而脾氣統攝，才不至於血液溢出脈外。

雖然血是人身之寶，但離經之血，卻是惡血、敗血（瘀血），所以血液必須運行於血脈之內不得外溢。現代醫學對於血液的凝固過程已經研究得非常仔細了，當人體發生出血時，體內的血小板與各種凝血因數，都會迅速加入止血過程，然而在《黃帝內經》產生的時代，顯然人們是不可能瞭解得如此清楚。

中醫當時只能將約束血液、控制出血，讓血液在血管內正常運行，歸之於氣的固攝作用。由於脾胃為「氣血生化之源」，氣由脾運化水穀而來，故五臟之中脾主統血、攝血。而且，中醫認為「有形之血難以速生，無形之氣乃當急固」，因此以前中醫遇到大出血的病人，在沒有輸血條件的情況下，大多用上等的人參加水煎成濃汁餵入體內，補無形之氣，攝有形之血，這便是中醫中非常著名的「獨參湯」。即使今日中醫在治療各種出血病症，如女性不規則的陰道出血、經血大量增加或淋漓不盡、痔瘡中的脫肛出血等，凡是虛證者都採取健脾補氣之法，抑制出血。

用上等人參煎成的獨參湯，主要用於治療氣虛欲脫之證。在養生保健方面，則宜小劑量，長期服用。

「倉廩」牢固，身體才健康

中醫將氣、血、津液視為構成人體、維持人的生命活動的三大基本物質。人的五臟、六腑、經絡、筋肉、骨骼、皮膚，沒有一樣離得開氣、血、津液的溫煦、滋潤、營養；只有氣血旺盛、津液充沛，臟腑得養、經絡通暢，神明才安，人才可以健康長壽。

脾氣足，氣血才充盈

人體旺盛的氣血、津液來自何方？其實是人們在日常生活中所攝入的水穀精微，經過脾胃的運化變換而來。《靈樞‧決氣》中稱「中焦受氣，取汁變化而赤，是謂血」。這裡所說的中焦，就是被人們稱之為「氣血生化之源」、「後天之本」，主管人體生命能源與給養的「倉廩之官」——脾胃。

一個人如果想要維持其生命的存在與延續，首先就必須不斷地攝入食物，從自然界當中獲取能量和營養，並將其轉化成生命活動所需的各種營養物質，以保障身體新陳代謝的全面運轉。因而古人常說「民以食為天」，其實光吃沒用，它必須轉化成人體所能吸收和需要的氣、血、津液才好。

水穀之物攝入體內後，若脾氣不健，胃中不腐；食而不運、運而不化；這不僅無助於氣、血、津液的生成；反而會造成脾胃呆滯，引發食積、濕阻。臨床上的慢性洩瀉、食慾不振、頭暈耳鳴、身倦乏力、面色蒼白等，大多為脾陽不振、運化無力，引發氣血虛虧所致。

中醫講養生保健，無非是補先天之精，益後天之氣，然先天之精由秉賦而定，因此後天調養、滋補氣血，關鍵還是在健運脾胃。

脾健運，水液才不會滯留體內

水是生命之源，是維持人體生存與健康的根本保證。著名醫學家李時珍，在其《本草綱目》一書中便將水列為各篇之首。宋代詩人陸遊曾寫道，「九轉還丹太多事，服水可以追神仙」，意思是說，人若想像神仙那樣長壽，飲水比煉丹的效果還要好。古人喜歡將人的口水讚譽為「玉液瓊漿」，稱其能補養腎精、延年益壽。由此可見水液對人體健康有多麼重要。

中醫將人體中除了血液之外，一切正常的水液統稱為津液。津液主要來源於飲食水穀，隨後經脾的運化、升散，肺的通調，腎的氣化，肝的疏泄、上、中、下三焦的霧、漚、瀆，運行於全身；並發揮其滋潤器官、濡養全身，化生血液、充盈血脈，調節陰陽、維持平衡，參與代謝、排出廢物等生理功能，最終排至體外。

這其中，由於脾處在中焦樞紐的位置，主吸收、主運化、主上升，上通下達、布散全身，發揮推動和調節的作用，對於水液的代謝尤為重要。但正如古人所云「水能載舟，亦能覆舟」。因此，如果脾失運化、脾陽不振、脾氣不升，就會水液氾濫，積水成飲、聚水為痰、水濕停滯，引發諸多疾病。中醫將此類疾病中的虛證，稱之為「脾虛生濕」，其實由外感濕邪所致的病症，也常會傷及脾胃；所以體內大凡與水濕有關的病症，中醫都會以醒脾、健脾，尤其是振奮脾陽、補益脾氣之法，祛水利濕。

在餐桌上以新鮮果汁、礦泉水代替碳酸飲料，可以健脾運，祛水利濕。

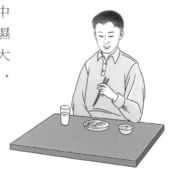

居家診測脾狀況

五法自測心健康

對照下表，如果一週內有 3～4 天出現了下列症狀，就在對應症狀前的方框劃上「√」。若出現了 6 個以上的「√」，則說明脾已經抗議了，這就提示你需要好好調養自己的脾了。

診法	症狀	可能問題
手診	□ 指甲蒼白	脾不統血
面診	□ 舌苔淡白	脾氣虛
	□ 面目蒼白或浮腫	脾陽虛
	□ 舌苔白滑	脾陽虛
	□ 皮膚出現紫斑	脾不統血
	□ 唇舌蒼白	脾不統血
望	□ 形體消瘦	脾氣虛
	□ 神疲乏力	脾氣虛
聞	□ 少言懶語	脾氣虛
問	□ 腹脹食少	脾氣虛、脾陽虛
	□ 肥胖浮腫	脾氣虛
	□ 食後脹甚	脾氣虛
	□ 大便溏稀	脾陽虛
	□ 腹痛綿綿	脾陽虛
	□ 喜溫喜暗	脾陽虛
	□ 形寒氣怯	脾陽虛
	□ 四肢冰冷	脾陽虛
	□ 小便短少	脾陽虛

問	□ 白帶多而清晰色白	脾陽虛
	□ 久瀉	中氣下陷
	□ 子宮脫垂	中氣下陷
	□ 脫肛	中氣下陷
	□ 月經過多	脾不統血
	□ 便血	脾不統血
	□ 皮下出血	脾不統血
	□ 大小便頻繁	中氣下陷
	□ 小便顏色渾濁	中氣下陷
	□ 牙齒出血	脾不統血
	□ 肛門有重壓感	中氣下陷
	□ 流鼻血	脾不統血
	□ 胃下垂、小腹脹	中氣下陷

脾臟疾病症狀與解析

症狀	解析
舌苔白滑、舌體肥大	因為脾虛而不能運化水濕，使濕淤滯於舌，導致舌體肥大，而受到牙齒擠壓形成齒痕。這都是脾虛或濕盛的原因
身體浮腫	因為脾運化水濕，若運化水濕功能失常，則會導致水液在體內滯留，從而導致水濕、痰飲等，形成水腫
唇舌蒼白	因為脾開竅於口，口唇也被認為是脾之官，口唇的色澤代表了氣血的盛衰。當脾失健運時，氣血虛少，唇舌就會蒼白，甚至萎黃不澤
皮膚出現紫斑、少氣懶言、牙齦出血、尿血、四肢冰冷等	若脾失健運，生血物質缺乏，則血液虧虛；脾氣虛弱，則不能攝血，會導致血不循經，出現皮膚紫斑、牙齦出血等症

最傷脾的生活習慣

如果脾受到損傷，人體的防禦能力和抗體產生能力就會下降，所以必須好好保護脾臟。而保護脾臟，首先就要與我們生活中的不良習慣「爭鬥」，改變這些傷脾的生活習慣，讓身體更接近健康。

久坐，不運動

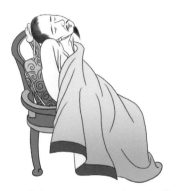

中醫認為，人的保健養生重在平衡，凡事皆不可過度；按照《素問·宣明五氣》所說「久視傷血，久臥傷氣，久坐傷肉，久立傷骨，久行傷筋」。中醫將這種長時間累積造成的損傷稱為「五勞所傷」，其中與脾關係最為密切的就是「久坐傷肉」。

《素問·痿論》中明確指出「脾主身之肌肉」，脾胃作為人體的「氣血生化之源」，化生氣血以養肌肉，所以只有脾胃健、氣血旺，肌肉才會強壯有力。

老年人久坐不運動，會導致記憶力下降，腰椎疼痛，坐著超過 1 小時，最好起身走動 20 分鐘。

● 多運動可使脾胃運化調和

人如果長時間坐著，一方面會因分布於肢體上的骨骼肌缺少運動，導致身體氣血運行不暢，大量血液鬱積在靜脈中，難以迅速回流至心臟，而出現肢體腫脹、沉重乏力；另一方面，由於缺少運動的刺激，胃腸道平滑肌的張力降低、蠕動不夠，使得人體所攝入的食物呆滯於脾胃中，引發消化不良。

反之，少坐、經常運動的人，則往往食慾比較正常、肌肉富有營養、發達有力。在日常生活中我們可以發現，越是長時間坐著，越是缺少運動者，越是脾虛、肌肉鬆弛，越容易感覺疲勞，而且，常常是越坐越累，越累越坐，形成一種惡性循環。

長期居住在寒濕重的地方

由於工作或其他的原因，有些人或住地潮濕，或以水為事，或淋雨涉水，時常會受到濕邪的侵襲。中醫認為濕性屬水，其性陰寒，可導致體內陽氣阻遏。一方面，水濕黏滯重著，容易造成人頭重如裹、身體睏倦、四肢無力、胸脘滿悶等；另一方面，水濕會困撓脾土，阻礙脾胃的消化吸收功能，令人出現食慾不振、大便溏瀉、噁心嘔吐。

● 脾受濕困，影響陽氣升騰

脾的最大特點就是「喜燥惡濕」，因為五行中脾屬坤土、陰土，整天運化的都是水穀和水液等物質，脾中濕氣瀰漫。所以它非常需要陽氣的溫煦、蒸騰、氣化，以化生氣血，傳輸津液。因而當遭遇濕邪入侵、脾陽受困之時，就會失於健運，而脾氣虛弱、健運無力，又會導致體內水濕不化，從而引發濕邪困脾，脾虛生濕的惡性循環。

● 生活處處需防脾濕

在日常生活中，為了呵護好脾胃中的陽氣，我們首先必須儘可能遠離濕氣、濕地，如避免涉水淋雨，以免濕氣進入；選擇食品時，不可過於生冷，以護脾中陽氣；飲食時應清淡、低鹽，以防過鹹食品入腎助水；住所要通風，因風為陽，濕為陰，中醫認為風能勝濕。

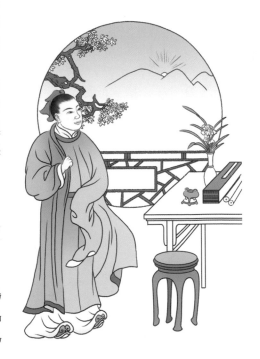

居室濕氣較重時，應多通風，或種植一些仙人掌、巴西木等熱帶陽性吸水植物，以降低室內的濕度。

久服苦寒藥

凡是有清熱、解毒、涼血功用的藥基本上都是苦寒藥,是進攻性質的藥物,日常生活中常見的牛黃解毒片、牛黃解毒丸、百消丹、板藍根等都是苦寒藥,必須有火才能服用。而一些身形瘦削,面色偏黃,略顯蒼白,口唇色淡的患者往往不是火症,有火也是虛火,不適宜吃苦寒藥。

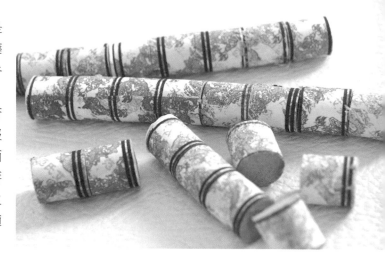

有的人稍有感冒就吃板藍根,還有的拿牛黃解毒片美容、去痘,這些都是濫用藥物的情況。板藍根對症風熱感冒,對肺脾氣虛型感冒則是雪上加霜,容易造成腹瀉。而長青春痘是青春期發育過快的副產品,生長過快,體內產生了毒素,深層次的原因不是去火就能解決的,長期服用牛黃解毒片會造成慢性砷中毒,對身體極為不利。

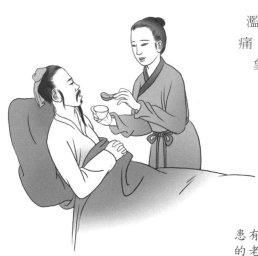

濫用苦寒藥的副作用就是出現胃口變差、胃痛、噁心、出虛汗、腹瀉、腹脹等脾胃虛寒之象,用久了會使人的抵抗能力變差,免疫力減退,稍有風吹草動,就會被感染。苦寒藥物不可久用、多用,應該病好即止,邪去即停,尤其不能拿藥物當保健品。

患有多臟腑疾病,又容易上火的老年人,最好在中醫師指導下服用清熱降火藥,避免清熱降火不當,損傷臟腑。

暴飲暴食

《素問・痺論》特別指出：「飲食自倍，腸胃乃傷。」意思就是說，若飲食過量，就會損傷脾胃。

脾胃作為人體中的「水穀之海」，是身體對各種食物進行消化、吸收、代謝的場所；而飲食不節、暴飲暴食，大量積食就會停滯於消化道內，不僅令脾胃難以運化傳導，而且阻礙氣機的運行；從而出現脘腹脹滿、食慾下降、噁心、嘔吐、洩瀉等不適；中醫將這種因飲食過量而誘發的病症，稱之為「食積內停」。

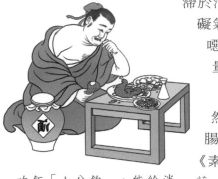

吃飯「七分飽」，能給消化道留下一定的回旋空間，會大大降低胃病的發病率。

這裡需要指出的是，按照中醫的說法，雖然人的消化吸收主要由脾承擔，但它尚需要胃、腸、膽的配合與協助，而這些器官皆屬於腑。《素問・五藏別論》說：「六府者，傳化物而不藏，故實而不能滿也。」因而六腑①以通為用、以通為順，飲食過量，停滯積聚於腑中，還會造成腑氣不通，引發疾病。

● 每餐七分飽，才能身體好

俗語說「要想身體好，每餐七分飽」。飲食有節、食不過飽，一直被歷代養生學家奉為圭臬，在中醫界就一直流傳著這樣一句話：「若要小兒安，留得三分飢與寒。」醫學專家從大量的臨床調查中發現：凡是每餐飲食的攝入量控制在 60% ～ 70% 的人，其胃病的發生率非常低。

所以，再次提醒大家，不要暴飲暴食，飲食時應給消化道留下一定的迴旋空間。因為食物攝入體內後，需要經過胃的腐熟、脾的運化、小腸的分清別濁一系列傳導代謝過程，才可以變成人體所需的各種營養物質，才能化為氣血供應全身。

① 六腑，即膽、胃、小腸、大腸、膀胱、三焦，其共同生理功能是受納腐熟水穀、傳化精微、排泄糟粕。《素問・五藏別論》說：「六府者，傳化物而不藏，故實而不能滿也。」意思是說，六腑是以通暢為用，食物在體內不能久留。否則，食物與糟粕在體內長時間停滯或積聚，勢必會導致疾病。所以「食不過飽」不光對胃腸大有益處，對六腑中的其他器官都非常有利。

經常吃生冷食物

　　脾胃作為消化器官，是食物的加工工廠。按照中醫理論，食物之中有寒、熱、溫、涼之分。雖說過於攝入過於溫熱的食物，也會損傷脾胃中的津液，影響脾胃的運化功能，但攝入過於寒涼的食物，尤其是那些嗜食寒涼食品者，對脾胃造成的傷害會更大。

　　《素問·生氣通天論》曰「陽氣者若天與人，失其所，則折壽而不彰」。因為人體中的陽氣，就像天上的太陽，世上萬物生長皆靠太陽，所以人如果失去了陽氣，生命就會夭折。再說，脾的主要功能就是運化，運者靠氣推動，化者靠氣溫煦；且脾主升，體內只有清陽可升，清陽升方可降濁陰，脾胃若是為陰寒所困、陽氣不振，不僅會損傷脾胃的運化代謝功能，還會出現氣血生化無力。

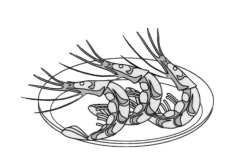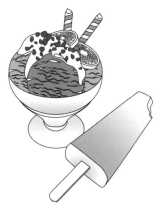

● 海鮮多寒濕，多食損脾陽

　　許多人以為中醫所說的食物寒熱溫涼，是指食品的溫度，如有些女性在月經前和月經期，常常會注意不食用從冰箱拿出來的食品。其實這並不全面，中醫所講的寒、熱、溫、涼，這四種特性是食物本身的自然屬性，是中醫對食物作用於人體後發生反應的歸納與總結。

　　如中醫認為蟹性較寒，蝦性偏熱，與它們烹飪、儲藏、食用時的溫度無關。例如，經烹飪後的大閘蟹即便溫度是熱的，其仍屬於寒性食品，大量食用照樣會傷及脾陽。因此那些愛食用海鮮的人們就要注意了，大部分的海鮮產品其性都偏於寒涼，如果長期吃，吃的量又比較大，就容易造成陰寒入裡，脾陽被遏。實際上我們的祖先，對此早有對策，在食用寒性食品時，如蒸螃蟹時用紫蘇葉同蒸，食用時蘸一些薑絲，調料中加一點芥末，再喝少許黃酒，其目的都是為了驅除食物中的寒氣，保護脾胃中的陽氣。

● 哪些食物可健脾

　　《黃帝內經》認為，人的健康情況由先天和後天兩部分決定，「先天」只能同時稟受於父母雙方，而「後天」則可直接或間接攝取於水穀精微和自然界。而脾的作用正是吸收並轉輸水穀中精微物質以營養全身，從而維持身體健康。所以，脾為後天之本，氣血生化之源。古人云：「養身重在健脾胃。」

　　五臟中的脾和六腑中的胃互為表裡，胃主受納，脾主運化，二者共同完成消化吸收和運輸營養物質的任務。胃主降，水穀得以下行，便於消化，脾主升，水穀精微才能輸布到全身。

　　相比較而言，霜淇淋、冰棒等冷飲，由於溫度更低，危害尤烈。尤其是正處於生長發育階段的女孩子，吃太多霜淇淋、冰棒的話，輕者出現月經不調、痛經等，重的甚至可能導致子宮發育不良。既使是成年女子，月經前吃冰糕、冰棒等也常會導致痛經。

　　依據「春夏養陽、秋冬養陰」的養生原則，夏季要少吃生冷食物，少食冷飲，特別是冰，為暑熱濕邪的侵侮，不妨通過飲食來調節，如多吃山藥、白扁豆、蓮子、紅棗、白朮、茯苓、薏仁、芡實、龍眼肉、花生等健脾食物。

● 補脾食療方

蓮子粥

● 材料　蓮子、白扁豆、薏仁各50克、糯米100克。

● 做法　分別淘洗乾淨，加適量水共煮成粥，早晚食用。

煮蓮子粥時，蓮子可提前三小時泡入溫水，這樣比較容易軟爛。

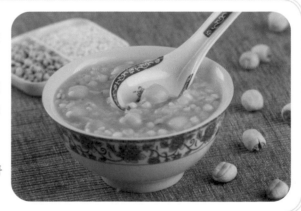

山藥茯苓粥

● 材料　山藥、茯苓各50克、炒焦粳米250克。

● 做法　加適量水共煮成粥，早晚食用。

一日中養脾最好的時間
上午 9 點到 11 點

每天上午的 9 點到 11 點，是十二時辰中的巳時。這裡的「巳」字，首先是起來的意思，在中國傳統文化中，巳時的到來意味著自然界中的萬物盛長而起，陰氣消盡，純陽無陰。而在人體中脾雖為陰土，但它要依賴於心火的滋生，陽氣的蒸騰，方可運化水穀、水液，化生、傳輸氣血，故前人稱脾經為多氣少血之經，就是說脾經中的陽氣要較陰血旺得多。

「巳」還有大驛的含義，古時候的大驛指的是人煙聚集、道路通達之地。而脾居於人體中央，通過胃受納腐熟水穀，隨後將運化而成的氣血、津液，上傳於心肺、輸布全身，將糟粕下行於腸和膀胱，排出體外，就像一個來來往往、四通八達的驛站，所以在十二經脈中脾經，與十二時辰中巳時相配，巳時為脾經當令。

脾經進入「工作」狀態

脾經當令的巳時有兩大特點，一方面，此時是純陽之時，五行中火能生土，脾只有得到陽氣的蒸騰，才能運化水穀、化生氣血；另一方面，五臟中脾居中焦，脾需依賴於肝氣的疏泄，氣血方可進進出出、通達全身。

古人造「脾」字時，為什麼要在月字旁加上一個卑呢？它是在告訴你，脾就像一個卑微的丫鬟、僕人，整天忙忙碌碌地在迎送、服務來自四面八方的賓客。所以取一日之中的巳時健脾的意義在於，第一脾要溫，它厭濕喜燥，養生保健時當以火生土，以氣助運；第二脾要動，人體中無論是食物聚集、水濕停滯，還是肝氣鬱積，脾運不動均是病。

水穀精微和津液等物質在脾的運化作用下被輸送到全身各處，並化生成氣血以滋養肌肉，為身體的活動提供能量。脾的功能正常，則肌肉發達豐滿，壯實有力。若脾胃失調，就會出現肌肉鬆弛、四肢無力、食慾下降等症狀。現在的小孩子經常被家長監督著長時間學習，活動的機會較少，就會出現虛胖，有的小孩身體越來越差，這都和脾有關。

此時最適合老年人進行戶外鍛鍊

古語講，「脾主全身之肌肉」。如果脾的功能好，肌肉就會發達，壯實有力。老年人常常會出現肌肉鬆弛、四肢無力等症狀，這其實就是脾胃虛弱造成的。巳時脾經當令，吃過早飯後，脾經吸收了胃裡的食物，進行消化、吸收，化生為精微營養物質，並將其輸送到身體各個部位。肌肉得到營養就會充滿活力，自然會產生出去活動活動的想法。因此，此時鍛鍊最能強健脾胃，鍛鍊過後，一整天你都會精神飽滿。

上午 9 點到 11 點很多上班族正在工作，哪來的時間鍛鍊呢？教給您一個小方法，坐在椅子上時，單腳著地，一條腿搭在另一條腿上，使大腿與小腿成 90 度角，上身也與大腿成 90 度角，並且保持腰桿挺直，膝蓋收緊。這樣坐的目的是將脾經暴露出來，便於按摩。脾經起於大腳趾內側端的隱白穴，沿大趾內側赤白肉際（腳背與腳掌的分界線），經過大腳趾本節後第一蹠趾關節後面，上行至內踝的前面，交出足厥陰經的前面，經膝股部內側前緣，進入腹部，屬於脾臟，聯絡胃，通過橫膈上行，夾咽部兩旁，連繫舌根，分散於舌下。

拍打脾經時要握空拳，用掌指關節端由上至下順著脾經的循環路線敲打，用力適中，敲打大腿部位時可稍用力。兩條腿都要敲打，每側以 10 分鐘為宜。

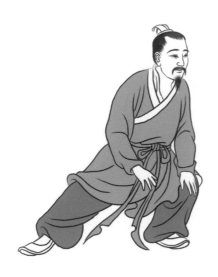

老年人空腹晨練易造成低血糖，
吃過早餐後的 9～11 點適合進行
太極、武術等活動。

黃色食物最益脾胃

現代研究發現，黃色食品中的維他命 A、維他命 D、維他命 B 群及胡蘿蔔素的含量十分豐富。雖然從營養學角度而言，維他命並不含有能量，但人體的消化吸收、新陳代謝，大多離不開維他命的輔助和促進作用。

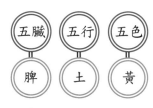

脾與五行的關係

五行中黃色為土，五臟中脾胃為土，因此根據中醫理論，黃色與脾土對應，所以黃色食品攝入體內後，主要作用於中土（脾胃）區域。小米、玉米、南瓜、黃豆等黃色食物，都是健脾養胃之佳品。另外，一些白色食物炒黃後也可健脾。比如說，中醫認為熟薏仁的健脾功效，要勝過生薏仁，因此臨床上常會讓脾虛者將白色的生薏仁放入鍋內炒至微黃，變成熟薏仁後再服用。

薏仁能開胃，消水腫

以薏仁入藥或食用，可健脾滲濕。五味中甘味入土健脾，淡味滲濕瀉水。而薏仁，性味甘、淡、微寒，正好入脾、胃、肺三經，具有利水消腫、健脾去濕、舒筋除痹、清熱排膿等功效。所以在臨床上它常被用於脾虛洩瀉、食慾不振、尿少浮腫、腳氣（維他命 B1 缺乏症）、尿路感染、青春痘、扁平疣等症的治療。

中醫認為，薏仁「最善利水，不至耗損真陰之氣，凡濕盛在下身者，最宜用之」。現代人飲食過於豐盛，膏粱厚味攝入偏多，形體肥胖，血脂較高，而薏仁仁中則含有較多的不飽和脂肪酸，既可利濕化痰，又能降低膽固醇，特別適合痰濕體質的人食用。

不過按照中藥的炮製理論，未經加工的生薏仁，主要用於利水滲濕，而翻炒後的熟薏仁，健脾止瀉的功能則更強。所以中醫稱薏仁性微寒而不傷胃，益脾而不滋膩，是一味清補利濕的藥食兩宜之品。

- 食用妙方

薏仁百合湯

材料　薏仁 50 克，百合 10 克。

做法　將薏仁與百合洗淨，加適量水微火煮約 1 小時至熟，加白糖、蜂蜜調勻即可。

功效　可益氣生津，健脾利濕。

常吃馬鈴薯防胃癌

馬鈴薯，又名洋山芋，為世界五大糧食作物之一，在西方有「植物之王」與「第二麵包」的美譽。馬鈴薯中擁有 18 種人體所需的胺基酸，尤其是離胺酸和色胺酸的含量極高，非一般糧食作物可比；它的蛋白質比大豆還好，在植物中最接近動物蛋白。馬鈴薯的祖籍位於南美洲的智利、秘魯，大約在十七世紀初傳入中國，隨即被中醫視為健脾益氣之良品。馬鈴薯味甘、性平、微涼，入脾、胃、大腸三經，能補能瀉，具有和胃調中、健脾益氣、補腎利濕、解毒消炎、寬腸通便、降糖降脂、活血消腫、益氣強身、養顏美容、抗衰老等多種功效。

- 消脂減肥，預防血管硬化

馬鈴薯中含有鉀、鋅、鐵、鈣等營養素，維他命 C 的含量為蘋果的 10 倍，維他命 B1、維他命 B2、鐵和磷的含量也比蘋果高出許多，故被人稱為「地下蘋果」。與白米相比，馬鈴薯的熱量低、脂肪量少、微量元素豐富，以其為主食，可消脂減肥，預防血管硬化，大大降低中風的發病率。

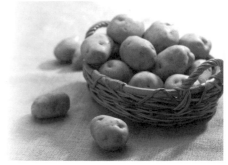

不能吃皮色發青或發芽的馬鈴薯，以防中毒。

- 食用妙方

糯米馬鈴薯粥

材料　馬鈴薯 300 克，糯米 100 克。

做法　馬鈴薯洗淨、切成塊，與糯米共同放入鍋內，加水同煮粥，粥熟後加入蜂蜜調勻即成，趁熱食用。

小米湯養胃似參湯

《黃帝內經》中稱「五穀為養，五果為助，五畜為益，五菜為充，氣味合而服之，以補益精氣」；這五穀指的就是稷（小米）、麥（麵）、稻（白米）、黍（黏黃米）、菽（豆類）。其中小米更是位居五穀之首，因而在中國古代，小米被認為是五穀中營養最好的。

中醫認為，小米味甘、鹹，性涼，入腎、脾、胃經，因此不僅能健脾和胃、補益虛損，治療脾胃虛弱、消化不良引起的反胃、厭食、嘔吐、腹瀉、口渴等症，還可以滋陰液、養腎氣，用於產後、病後身體虛弱者的日常調養。李時珍在《本草綱目》中稱小米「治反胃熱痢，煮粥食，益丹田，補虛損，開腸胃」。尤其是小米的脂肪含量要高於白米，因而若以小米熬粥，粥面上常會飄浮一層細膩的黏稠物，俗稱為「米油」，它營養極為豐富，滋補力甚強，故民間有「米油賽參湯」之說。

- 小米加紅棗，健脾效果更佳

中醫認為，人食五穀而化精血，故宋人張來在〈粥記〉中說：「大抵養生求安樂，亦無深遠難知之事，不過寢食之間耳。」而運穀化精者脾胃也；因此養生先要養脾，養脾須食五穀。再者，五穀中小米，色黃入土最益脾氣，但若食用時再加一些紅色的紅棗，效果會更好。因為紅為火，入心益氣，而火能生土，助脾健運。但氣滯者忌用小米，素體虛寒、小便清長者須少食。

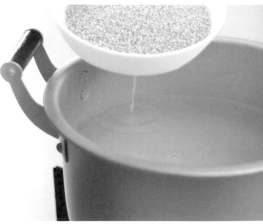

煮小米湯時，加一點食用油進去，可防止溢鍋。

- 食用妙方

紅蘿蔔小米粥

材料 　紅蘿蔔 50 克，小米 50 克。

做法 　紅蘿蔔洗淨切絲，小米淘淨，同煮成粥。

功效 　每日 1 次，連服兩週，可益脾開胃、補虛明目。適用於脾胃虛弱之角膜軟化症。

生藕潤胃，熟藕養脾

蓮藕，不僅因其出汙泥而不染，倍受人們的喜愛，而且它甜脆可口，生熟兩宜，具有很高的食用和醫療價值。因此在清咸豐年間，便被欽定為御膳貢品。但在中醫臨床上，若以蓮藕入藥，須注意區分生熟。

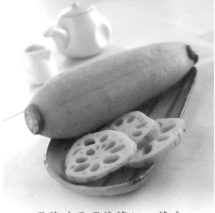

選藕時要選藕節短、藕身粗的為佳，從藕尖數起的第二節最好。

● 生藕熟藕，性味不同

生藕性寒，甘涼入胃，以消淤涼血、清熱除煩、止嘔解渴為主；但鮮藕經過蒸煮之後，其色由白變紫，其性由涼轉溫，已無清熱化淤之效，而有健脾益氣、養心補血、止瀉固精之功。故在中醫中熟藕，味甘、性溫，偏於入脾，比較適合脾氣虛弱者食用。而生藕，味甘、性寒，偏於入胃，養陰生津，若是胃火旺盛者，則以食用生藕為好，由此可見蓮藕不論生熟，都是一味既可入藥又能作食的滋補佳品。

● 蓮藕健脾補心、防貧血

現代研究發現，蓮藕中含有豐富的碳水化合物、蛋白質、胺基酸、維他命、纖維素，鐵、鈣、磷礦物質等營養成分，尤其是它的鐵元素含量較高，故能健脾養心、促進氣血的生化、補血安神，既可治療中醫中的心脾兩虛之症，又能作為貧血患者的輔助食品。

此外，蓮藕中還含有豐富的黏液蛋白和膳食纖維，能與人體內的膽酸鹽、食物中的膽固醇及三酸甘油酯結合，使其從糞便中排出，以減少人體對脂類的吸收。同時，它又可以促進體內胃腸蠕動，通達氣機，增強人的食慾，促進食物的消化。所以《食療本草》中稱：「藕，主補中焦，養神，益氣力，除百病。久服輕身耐寒，不飢延年。」

● 食用妙方

赤豆藕湯

材料 赤豆 150 克，扁豆 80 克，鮮藕 300 克。

做法 將鮮藕去皮、節，洗淨，切成塊待用。赤豆、扁豆分別洗淨，放入鍋中，加水煮至將熟，加入鮮藕煮熟即成。

功效 具有疏肝健脾之功效。

脾氣旺於長夏，需注意防濕補脾

　　中醫所說的長夏，是指夏末秋初交替轉換之際，那時氣候炎熱多雨，空氣濕度很大。

　　《素問·五行運大論》中稱：「中央生濕，濕生土，土生甘，甘生脾，脾生肉……」。由於五行中東方屬木，西方屬金，南方屬火，北方屬水。所以《黃帝內經》這段話意思是說，土位居中央，其氣為濕，濕能生土，土生甘味，甘能養脾，脾能生肉，因此從時令而言，長夏與脾土最為相合。

　　若從文字上分析，濕字的本意是沾了水，或是含水多，所以它由三點水旁再加一個「㬎」字旁組合而成。這三點水旁說明濕屬於水的範疇，但它只顯示水的存在，並不意味著水已多到鋪天蓋地的程度。

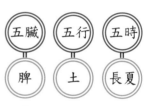

脾與五行的關係

　　五臟中心為火，腎為水，脾為土，且為坤土也就是陰土，濕為陰浸透於土中，脾土才較為完整。自然界中土不濕潤，就無法生長萬物，人體中脾沒有水穀水液，就不能化生氣血。所以《黃帝內經》才稱濕生土，土生甘、甘生脾。若從這個角度而言，長夏確實是一年中潤土養脾的最佳時節。

　　但因長夏時外界環境的濕氣濃重，如果過多的水分進入體內，也會阻遏脾中的陽氣。人就容易出現食慾不振，大便稀溏，脘腹脹滿、身重睏倦等不適。所以說長夏時節與脾最為相合，並不是讓人們一味地去補脾，其實化濕助運也是一種非常好的健脾方法，中醫將它稱之為「化濕醒脾」。

多吃芳香、苦寒及清淡的食物

　　根據脾多氣、喜溫、愛燥，少血、厭涼、惡濕的生理特點，中醫認為，在日常生活中若能注意以下三點，並適當配合應用一些食療藥膳，將會大有助益於脾的運化。

● 芳香食物可化濕

　　中醫認為辛香之物，氣味濃烈、善於走串流通，有行氣除濕之效，所以脾虛濕重者，可將桂皮、大料、辣椒、香菜、薑絲、蒜泥、陳皮、佛手等香料添加到食物當中，或將玫瑰花、佛手花、厚朴花、荷花、豆蔻花等花卉加水，直接飲用或浸泡沐浴，以促進體內氣血和脾胃的運行，加速代謝產物的排泄、防止濕毒內侵。

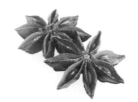

八角茴香散寒，過多食用易燥熱，乾燥症候群、糖尿病、更年期症候群患者不宜食用。

● 苦寒食物能燥濕

　　雖然濕性陰冷，但若是長期阻滯不化，也會鬱而化火。另外，濕邪外感時常會夾熱而行。而中醫認為苦能燥濕、寒可清熱，所以以苦寒之品，用來治濕熱之症最為適宜。特別是對各種因濕熱而起的食物中毒、胃腸疾病，可以蒲公英、大頭菜、荸薺、野菊花等，製成菜餚或熬湯內服，以發揮清熱燥濕、化濁辟毒的作用。

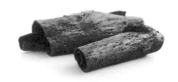

桂皮生熱助火，會引起血壓上升，高血壓患者不宜食用。

● 多吃清淡利水食物

　　濕者水也，最容易阻遏陽氣，因此為了預防脾胃為水濕困阻，導致氣機不暢，除了飲食要清淡，少食膏粱厚味、過鹹之品，以防滋生痰濕、引發水鈉瀦留；還可食用一些諸如茯苓、冬瓜皮、紅豆、薏仁、玉米鬚、白扁豆、鯉魚等藥食兩用之品。因為中醫認為，它們性味平淡，而淡者可通利水道、令小便通暢、尿量增多，水濕由此而出。

脾保健，穴位按摩功效大

常推揉脾經，補脾虛

古人以為，脾就像一個地位卑下的僕人，整天不停地在勞作著，相當疲勞、十分辛苦。

脾的主要功能就是運化，攝入水穀精微和水液，將其轉化為氣血津液，隨後再通過心肺輸送至全身各個臟腑組織，供應人體生命活動之需，因而中醫裡脾多虛證、少實證，就是實證之中也常夾有虛像，如食積濕阻者，時間一長必有脾虛。中醫非常重視「後天之本」脾胃的調養，其中方法之一就是手法按摩，推揉脾經以助運化。

● 足太陰脾經的基本走向

它起於大腳趾末端，隨後沿大腳趾內側的赤白肉際，經第一蹠骨小頭後，向上至足內踝的前側，繼續上行於小腿的內側，沿脛骨後緣，交出到足厥陰肝經之前，再上行膝關節、大腿前內側，進入腹部絡胃，通過膈肌上行，夾食管旁，流注於心中，與手少陰心經相接。

推揉脾經時，可以重點按壓一下太白、三陰交、血海等穴。

用手掌輕緩地推揉脾經的循行部位，從下往上一直推揉到小腿和大腿的內側部位，可補脾虛。

血海穴

三陰交穴

太白穴

胃痛、腹脹按「太白」

　　「太白」是一個星宿的古代名字，傳說中的太白星有平定戰亂、利國安邦的能力。人體中的穴位能與「太白」同名，可見其作用不同尋常。

　　「太白」作為脾經的原穴①，承擔著足太陰脾經供養之源的責任，而且我們通過該穴，還可以知曉脾之虛實，治療脾之病患。《靈樞·九鍼十二原》中云：「五藏有疾也，應出十二原，十二原各有所出。明知其原，睹其應，而知五藏之害矣。」因此在臨床上按壓「太白」處，觀察其有無酸麻、脹痛等感應，即中醫所說的得氣感，可作為判斷脾內是否出現疾患的依據之一。

　　另外，太白穴除了可治療胃脘疼痛、食慾不佳、腹部脹滿、嘔吐洩瀉等脾胃兩經病變之外，但凡體內出現氣血不足之證，都可取而用之。如女性崩漏、月經淋漓不盡等病，也可以揉按太白穴，益氣健脾、固攝統血。

● 按摩太白穴，增進食慾

　　按摩太白穴時，可以拇指指腹垂直按壓於穴位元之上，以局部出現酸脹、沉重等得氣感為好，每次數分鐘。

　　另外，經常按摩此穴，對胃痛、食慾不佳、腹脹都有很好的療效。久病後脾胃虛弱、身體沉重、疲勞乏力難以復原者宜多按。

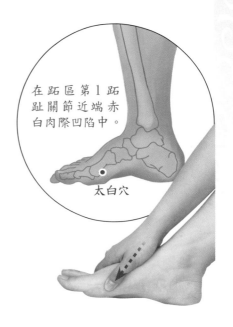

在跖區第1跖趾關節近端赤白肉際凹陷中。

太白穴

按摩太白穴以有痛感為宜，每日1～3次。有增進食慾、理氣和胃的良好功效。

---

①　原穴，十二經脈在腕、踝關節附近部位的重要腧穴。原氣源於腎間動氣，是人體生命活動的原動力，通過三焦運行於五臟六腑，通達頭身四肢，是十二經脈維持正常生理功能的根本。因此臟腑發生疾病時，就會反映到相應的原穴上，通過原穴的各種異常變化，可推知臟腑的盛衰。

「三陰交」，婦科疾病首選穴

這裡所稱的「三陰」，指的是從足而起的三條陰經；交，則是交會與聯結的意思，所以「三陰交」所處的位置，正好是足太陰脾經、足厥陰肝經與足少陰腎經三條經絡的相交之處。再加上五行中，脾為土、肝為木、腎為水，土為木剋，木由水生，土又剋水，這三者關係錯綜複雜，你中有我，我中有你，既相互滋生，又相互克制，因而三陰交穴，可補可瀉，能生能剋，作用確實非同一般。

對女性而言，三陰交穴的意義尤為重大，有「女三里」之稱。因為女性為陰柔之體，其經、帶、胎、產等生理功能，與肝、脾、腎的關係均十分密切。其中脾主運化，生氣血、攝血液；肝藏血，為女性之本；腎藏精、主生殖。所以三陰交雖然為脾經之穴，卻內含脾、肝、腎三經，刺激一穴，便可健脾益氣，柔肝養血、益腎固本，這種特殊功效在整個經絡中都十分少見。由於三陰交一穴通三經，因此在臨床上的治療作用非常廣泛，既可治療腹瀉、胃痛、呃逆、小便不利、陽痿早洩、失眠多夢等症，又能緩解女性的痛經、月經不調、帶下、不孕不育、產後惡露不淨等病。

- 經期慎按三陰交穴

按摩時可用拇指指端向下按壓，每天早晚各１次，每次兩足各按數分鐘。但要注意，女性在月經期間，若經量較多時慎按此穴，女性懷孕時則禁按此穴，因為此時按摩會導致子宮收縮，造成經血量增多或引發流產。

三陰交穴在股前區，髁底內側端上２寸，股內側肌隆起處。

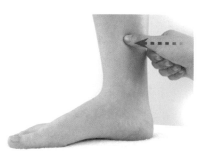

三陰交穴

揉三陰交穴，１～３分鐘，可以輔助治療由血瘀引起的各種婦科疾病。

養血美顏找「血海」

就中醫而言，人的養生保健就是調節氣和血，中醫稱「正氣存內，邪不可干」、「邪之所湊，其氣必虛」；而氣血本為一家，「氣為血帥，血為氣母」，五臟中生化氣血者為脾，脾運興旺，氣血才會充沛，血海方可豐盈。反之，刺激「血海」、疏通脾經，也能促進脾胃的運化，氣血的生成。

血，是人體最重要的營養物質和氧氣的運輸載體；而海，在這裡則是宏大的意思。故古人將這一穴位命名為血海，其含義非常明確，所指之處就是血液大量聚集之處。

● 血海穴的三大功效

在臨床上既名為血海，又是脾經之穴，按照脾生血、統血的原理，其第一個功能就是固攝血液，治療各種出血病症。第二個功能則是養血祛風，因為風為陽邪，風陽妄動，乃陰血不足、肌膚失養所起，只要陰血旺盛，風邪便難以肆虐，所以中醫稱，「治風先治血，血行風自滅」，治療皮膚過敏瘙癢，可取血海穴。而它的第三個功效就是養顏美容，尤其女子「以血為本」，血虛則無法養容，色斑、粗糙、皺紋，便時有發生，因而真正的身體美容，應該是由內而外，精血充盈才有形體健美。

● 按摩或用刷子摩擦血海穴

在屈膝，大腿內側，位於髕骨內側端上 2 寸，當股四頭肌內側頭的隆起處。伸直大腿時，膝蓋內側會出現一個凹陷，該處往大腿方向三橫指處，即為血海穴。平時可利用空閒之餘，經常按摩血海穴，以補氣益血。也可選擇質地柔軟的刷子，在血海穴上來回摩擦，也能起到很好的保健作用。

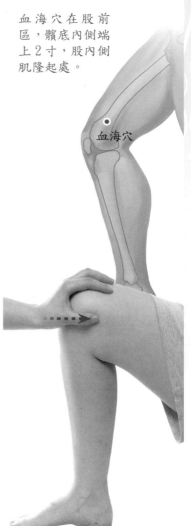

血海穴在股前區，髕底內側端上 2 寸，股內側肌隆起處。

血海穴

每天早晚各按揉 3 ～ 5 分鐘血海穴，可有效緩解痛經。

這麼做，補脾養胃

從吃改善「有氣無力」

「脾」被稱為「後天之本」，人體通過脾的正常運化工作，消化、吸收食物中的精華物質，並且運輸、分布到全身，從而使肌肉健壯有力。所以脾功能健全時，人體就能感到四肢有力氣。

《黃帝內經》講脾主肌肉、四肢，又稱腎主骨、藏精，為作強之官，是「先天之根」。如果脾、腎功能健全，人的精力就充足，自然就有充沛的力氣。

對脾胃虛患者來說，通過飲食可以來進行調養，但也要注意需根據體質和病症來選擇飲食。平素脾胃虛寒的人，應多吃性味辛熱的蔥、薑、韭、蒜等；脾胃虛弱的人，應多食用紅棗、山藥、扁豆、芡實、蓮子肉等。

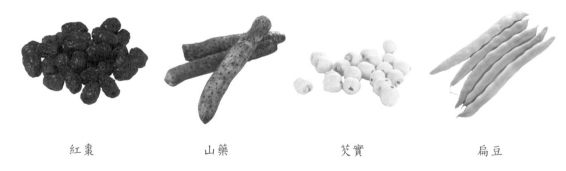

| 紅棗 | 山藥 | 芡實 | 扁豆 |

過勞後，喝碗白朮豬肚粥

緊張工作之餘，常覺得疲乏無力，稍稍多吃了一點，就會感到腹脹不適，這便是中醫學所謂的脾虛了。中醫學認為過勞會傷脾。脾虛之後，消化吸收的能力就會減弱，一不小心就會形成食積；而食積反過來又會傷脾，於是形成惡性循環。現代人工作累，吃飯不規律，因此脾虛食積的情況時有發生。這時，不妨來碗白朮豬肚粥，盡享美味的同時，健康也隨之而來。

● 補脾食療方

白朮豬肚粥

材料 白朮 30 克，山楂 10 克，生薑 10 克，豬肚 1 個，粳米 100 克，蔥白 3 根，鹽少許。

做法 豬肚洗淨，放入開水中去除腥味，刮去白膜；粳米淘洗乾淨；將白朮、山楂、生薑切碎，納入豬肚中，縫口，然後加水煮豬肚。至豬肚煮熟而湯亦濃厚時，去肚取汁。蔥白細切，與粳米一起下入汁中煮粥，粥成後加鹽食用。

功效 此方載於《聖濟總錄》，治療脾虛氣滯、脘腹脹滿等症。後人去掉檳榔而加入一味山楂，用以治療脾虛而有食積，更適合於現代社會。

老年人愛流口水，從飲食上調

有不少老年人午睡醒後，有時會發現自己流了口水，因為偶爾出現這種現象，所以多數人沒當回事。其實，這是脾虛的表現，需注意補脾。

中醫認為，脾主肌肉，開於口，在液為涎。涎為口津，唾液中較清稀的稱作涎，它具有保護口腔黏膜，潤澤口腔的作用，在吃東西的時候分泌較多，有助於食物的吞嚥和消化。在正常情況下，口水不會外溢，因為氣對液有收攝作用，脾氣虛，「不攝液則流涎」。若脾氣虛，則往往導致涎液分泌急劇增加，脾虛之人肌肉彈力不足，容易鬆弛，所以就會出現睡覺流口水的現象。

所以，若老年人出現睡覺流口水的現象時，要考慮進行脾臟的保養，可以常吃一些具有補益脾氣的食物，如蜂蜜、紅棗、山藥、薏仁、魚肉等，及時對脾進行調理。

蜂蜜要用溫水沖服，不能用沸水沖，更不宜煎煮，否則會破壞其中的果糖。

● 補脾食療方

龍眼紅棗粥

材料 龍眼肉 15 克，紅棗 3 顆，粳米 100 克。

做法 粳米淘洗乾淨，加適量水，與龍眼肉、紅棗同煮成粥。

功效 溫熱服用，可以養心補脾、滋補強壯。

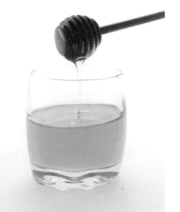

久思傷脾，生氣讓脾臟更輕鬆

過度思慮的人，胃口總不好

「思」作為一種情志活動是正常的，也是必需的。一個人如果不會思考，那麼就無法立足社會，不能正常生存。中醫認為，思為脾志，所以久思最易傷脾。當一個人面對某一問題思慮過度，或者思慮時間過長，超過了人體自身所能調節承受的限度，卻又無法在思想認識上，主動或被動地轉移這種不良情緒狀態時，思就成為一種致病因素，會導致脾的升降功能失常，脾氣鬱結，運化功能減弱，引起飲食不香、消化不良、腹脹便溏等症狀。脾傷會使氣血生化乏源，從而引發心神失等疾病，如失眠、神經衰弱等。

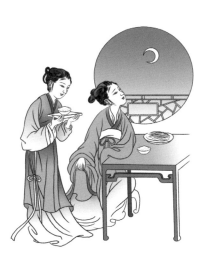

思慮太過，影響脾胃，從而食慾不佳，多吃一些山藥、芡實、香菜以及一些豆類食物，以健脾利濕。

被激怒後，憂思就會緩解

從《詩經》開始，「相思」二字一直貫穿中國文化脈絡的始終，不知造就了多少因情而思、因思而殞的愛情悲劇。倘若才子佳人們稍通醫學，知道《黃帝內經》以怒治思的五情相勝法，說不定這些故事就有另外的結局了。

中醫認為，思為脾志，怒為肝志，脾屬土，肝屬木，因木能剋土，所以怒勝思，可用「怒」來治療各種由「思」引起的疾病。即用激怒的方法，使憂思之情感得到緩解。

據《古今醫案按》記載：

　　一對小夫妻剛剛結婚不久，丈夫就外出經商，一連兩年音信全無。妻子得了病，整天坐在床上，昏昏沉沉的，也不吃飯，就像癡呆一樣。家人請名醫朱丹溪診病。朱丹溪摸脈後說：「這病是因思而起，可以怒治之。」於是讓病人的父親斥責她不知廉恥，還伸手打了她。病人是個性烈之人，受責後大怒，爭辯說妻子想念丈夫沒什麼不對，說罷便大哭。過了一會兒，朱丹溪讓人去安慰她，又給她服了一劑藥。還真是靈驗，這病當下就好了。不久，丈夫回來了，妻子的病就再也沒犯過。

　　對醫生來說，以怒勝思並非是一個輕鬆的話題。《戰國策》講：「天子之怒，伏屍百萬，流血千里。」布衣雖不比天子，不過其怒也可能「伏屍二人，流血五步」。醫生以怒治思，有時卻會招來殺身之禍。

　　戰國時期，齊王得了憂慮病，於是派人到宋國迎接文摯來醫治。文摯見過齊王之後，對太子說「齊王的病可治，但是治療需要激怒齊王，若激怒齊王，他就會殺我。」聽到這話，太子表示如果能治好齊王，他一定拚死保住文摯。於是，文摯和太子約好看病時間，卻連續失約三次，齊王果然被激怒了。文摯終於來了，不脫鞋就上床，更用粗話刺激齊王，齊王按捺不住，翻身站起來大罵，病果然好了。但是齊王怒氣不息，最終將文摯殺死。

　　金元時期的大醫學家張從正就曾感慨說：「華佗用以怒勝思的方法治療郡守而幾乎被殺，文摯以此法治齊王而終被害。醫學雖然是博大精深之術，醫生卻無法保全自己，看來醫生真的是卑賤人的行業啊！」雖然有這樣的感慨，張從正卻正是中醫歷史上將五情相勝理論發揚光大的醫家，治療病人不計其數。知而為之，這種不計較個人得失，一心為病人著想的精神，著實令人欽佩。

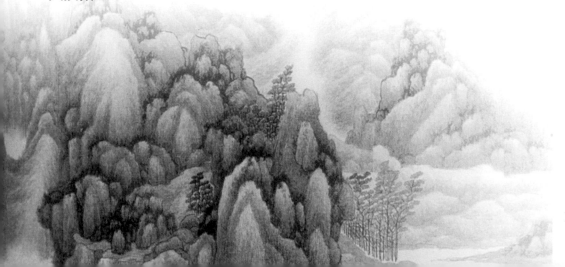

129

② ③ ④ ⑤

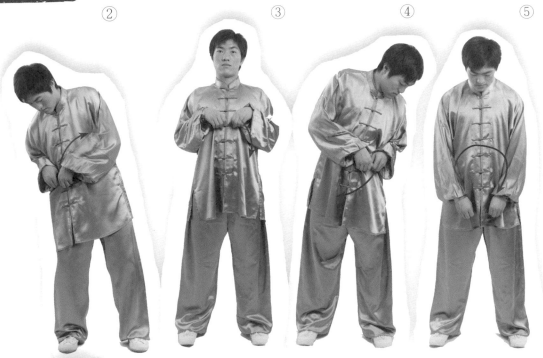

①

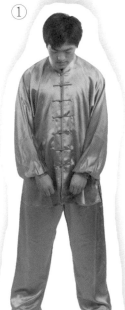

步驟二

以腰、腹為軸，上體按順時針方向搖晃；同時，兩拳沿
右肋部、上腹部、左肋部、下腹部的順序畫圓；目隨上
體搖晃環視。重複兩遍。（圖②、③、④、⑤）然後，
上體按逆時針方向搖晃兩遍。

步驟一

兩手握空拳成「熊掌」，
拳眼相對，垂於下腹部。
目視兩拳。（圖①）

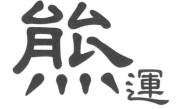

熊運

養肺
嬌臟挑大樑

《素問·陰陽應像大論》中記載：「天氣通於肺。」
《素問·五藏生成》中也說：「諸氣者皆屬於肺。」
胃納脾化的精穀之氣，是產生氣血的原料，不能爲人
體直接運用，要經脾臟的「升清」向上送達心肺，經
過呼吸作用，與肺吸入的自然之氣混合，形成氣血，
才能被運用以維持新陳代謝。所以肺是「相傅之官」。
肺爲嬌臟，喜潔淨、濕潤，怕寒、怕熱、怕燥、怕髒，
惡劣的環境往往傷肺，所以養護肺臟要格外精心。

肺，相傅之官

肺似「宰相」，輔佐「君王」心臟的工作

《素問・靈蘭秘典論》說：「肺者，相傅之官，治節出焉。」相，指的是宰相；而傅，則是師傅的意思。君王是古代國家中最高的統治者，而宰相則往往是國家中學識淵博、德高望重之輩。政令雖然最終是由君主作出，但管理國家日常事務的卻是宰相。因而宰相常常具有雙重身份，既是管理國家的官員，又是教導君王的老師。

人的心肺關係跟君王和宰相一樣。心主血脈，為「君主之官」，肺主氣，為「相傅之官」，但因氣為血之帥，故中醫又有「肺朝百脈」之說，心主血脈的功能，尚要受制於氣。同樣，在食物的消化吸收代謝和營養物質的分配過程中，肺也起著一個調節和掌控者的角色。如《靈樞・營衛生會》中說：「人受氣于穀，穀入于胃，以傳與肺，五藏六府，皆以受氣……」。

心需要肺這樣一個角色從旁協助。就像在帝王與文武百官之間，需要宰相來輔佐謀劃、上下溝通一樣，只不過心是通過神明來主宰人的精神意識，而肺則是通過氣來營養和調節人的各項功能。將心的指令、意志、精神，布散到只要是氣能夠到達的地方，從而對人整個生命活動起著治理、調節、約束的作用；有時肺還會對心這個君王給予正確的指導和約束，甚至糾正其所犯的錯誤。

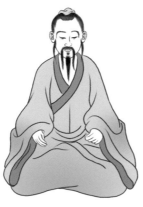

將雙手平放在膝蓋上，腰身坐直，輕閉雙眼，施行靜坐呼吸法，可以鍛鍊肺部功能。

人體所有的氣都受肺的調控

《黃帝內經》提到，肺系一身之氣，司呼吸、主皮毛，開竅於鼻。肺位於人體臟腑的最高端，故中醫稱其為華蓋，這華蓋是古代帝工外出時坐駕的車蓋，就像一把大傘罩護住君主的安全。而人體中肺為嬌臟，主一身之氣，同樣需要嚴密保護，因而這時華蓋護的是人身之氣。

○ 什麼是氣

許多初學中醫之人，遇到「氣」就會困惑不解，什麼是氣？中國傳統文化認為，一年有二十四節氣所組成，它的排列順序是前節後氣，如每年初始的第一節為立春，隨後接著的雨水便是氣。氣象學中 5 天的平均氣溫為一候，三候（15 天）則為一氣。因此人們最初所指的氣，應該是指人所處的環境溫度。中醫裡肺主皮毛、肺氣通於鼻，肺對外界環境溫度的改變最為敏感，因此中醫所講的氣，首先可以理解為人的生存環境，它有點類似於物理學中「場」的概念。

○ 中醫裡的氣

但隨著中醫發展，氣的概念不斷被延伸和豐富，氣有時指的就是能量，如食物或藥物的寒熱溫涼，它所反映的就是該物品的正負能量。人吃了羊肉之後身體會發熱，大量食用可出現口乾舌燥。因為在中醫裡羊肉性熱，可壯人陽氣。

中醫常說的「氣化」，如水穀精微化生氣血，津化為血，血化為津等等，就如《素問‧六微旨大論》所說的，「夫物之生從於化，物之極由乎變，變化之相薄，成敗之所由也」。這氣化過程中除了氣的能量作用外，氣還是一種非常重要的資訊源，它所發揮的傳遞、

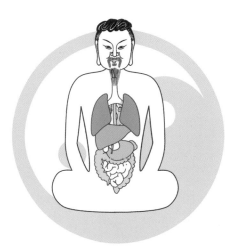

肺主要協助心臟分配人體的氣血，心需要多少，腎需要多少，全歸肺經管。

推動、媒介作用也不可忽視。人體中許多的生化反應都需要酶的催化，在中醫裡這些都屬於氣的範疇。而人體中所有的氣，都受肺的調控，故《素問‧五藏生成》稱「諸氣者皆屬於肺」。

人的呼吸依賴於肺

《素問‧六節藏象論》中說：「肺者，氣之本」。這裡的氣實際上有兩層含義，一是前面所說的肺主一身之氣，它包括了體內所有的氣，如腎中所藏的先天之精氣，脾胃所化生的水穀精氣；二就是指肺中之氣，如人通過肺吸入自然界中的清氣，以及呼出的濁氣。

肺司呼吸，指的就是後者那種人的氣體交換功能。《素問‧陰陽應像大論》說「天氣通於肺」，這天氣就是我們現在所說的氧氣。人正是通過肺的呼吸功能，不斷吸進新鮮空氣，呼出二氧化碳，吐故納新才保證了身體所需的氧氣供應，維持著人正常的生命活動。人若是失去了肺的呼吸功能，身體不能和外界進行氣體交換，無法吸清呼濁，隨著氧氣的缺乏，生命也就停止了。

中醫所說的氣主要來源於，一是藏在腎中的先天之氣，它由父母的精血所提供；二是由脾胃所化生的水穀精氣（穀氣）和通過肺吸入地自然界中的清氣（天氣），它們組成人的後天之氣，又稱「宗氣」。前者為生命誕生提供了條件，後者為生命成長提供了養料和動力。肺主一身之氣，包含了由肺的呼吸運動所引進的清氣，而且清氣的進入，還直接影響到了體內整個氣的運行（升降出入）。

若肺的呼吸功能正常，清氣吸入、濁氣排出，後天之氣就旺盛充沛；如果肺的呼吸功能異常，清氣進入少，濁氣排出難，後天之氣就會虛虧不足。因而培補人的後天之氣，除了要健脾胃，還要調肺氣。

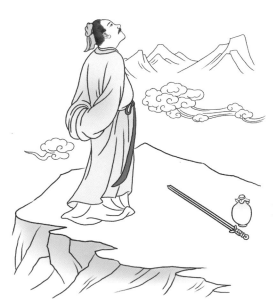

到戶外，練練太極、氣功，吸收大自然清新空氣的同時，還能很好地養肺。

想讓身體調和，必先令「相傳」順暢

中醫認為，肺主一身之氣。而肺對氣的調控與管理，主要是通過宣發和肅降來實現，也就是古人常說的「肺主宣降」。中醫認為，肺主宣發，是指肺氣具有向上升宣、向外布散的功能；而肅降，則是指肺氣具有向內清肅、向下通降的作用。

肺負責向頭面部輸送氣血、津液

中醫認為，肺的宣發作用主要體現在呼出體內的濁氣；將脾運化傳送而來的氣血、津液，上輸於頭面諸竅，外達於皮毛肌腠；將人之衛氣灌輸於體表，溫分肉，充皮膚，肥腠理，司開闔，這開闔中間包括了將人體的津液化為汗液，以滋潤皮膚、調節體溫、排泄廢物。

由此可見，肺所宣發的除了體內濁氣外，還有人的氣血、津液，尤其是有著人體守護神之稱的「衛氣」。《素問・痺論》說：「衛者水穀之悍氣也。」中醫認為，衛氣運行於皮膚、肌肉之間，不僅可溫養肌肉、皮膚、腠理；而且能開闔汗孔，護衛肌表，是人體抵禦外邪入侵的第一道自然屏障。

因此，倘若肺氣不宣、導致衛氣虛弱，人的皮膚腠理就會疏鬆不密，很容易被外邪入侵，引發疾病。另一方面，肺氣失於宣發，脾胃中的水穀精微，就很難上輸於肺，與肺吸入的清氣合二為一，形成生命中最重要的「宗氣」，即人的「後天之氣」，那身體就會出現脾失健運、氣血不足。再者，肺的宣發功能異常，還會影響到津液的敷布與傳輸，出現津液虛虧或水液停滯。

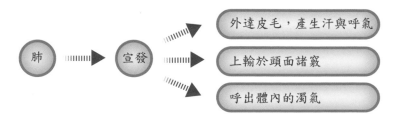

肺 ⟹ 宣發 ⟹ 外達皮毛，產生汗與呼氣

上輸於頭面諸竅

呼出體內的濁氣

135

肺負責將津液、代謝產物等向下降

肺的肅降作用與肺的宣發功能相呼應，它們之間相互制約，又相互協調，互為互用，以保證體內氣血、水液的運化代謝，以及糟粕的排泄。肺的降肅功能主要表現為吸入自然界中的清氣，並將其與經脾胃運化而來的水穀之氣融合成宗氣，向下布散至臍下「氣海」、「丹田」等處，以資元氣；將人體中的津液，通過上、中、下三焦，向下降至其他各個臟腑、器官、組織；將身體代謝後產生的濁液、糟粕，下輸至腎（膀胱）、大腸排出體外。所以肺的肅降運動，不僅可以讓清氣、津液滋養全身，更重要的是它還可通調水道，排洩糟粕。

○ 肺氣順暢，促進大腸的傳導和排泄

中醫稱「肺主行水」、「肺為水之上源」，其實就是利用了肺氣這種肅降功能，將體內的水液不斷地向下輸送，隨後再經過腎與膀胱的氣化作用，生成尿液、排出體外，以維持體內水液代謝的平衡與正常。同時，因肺與大腸互為表裡的關係，肺氣的肅降，還可促進大腸的傳導和排泄，推動食物代謝之後所產生的糟粕下行排泄。

○ 肺氣下降能制約過盛的肝氣

按照五行中金能剋木的理論，肺氣下降還可制約肝氣，防止肝氣升動太過。所以說，人體中肺氣運動的主要方向就是向外宣發、向下肅降。只有肺氣的肅降下行，才能讓人不斷地吸進清氣，促進體內水液的下行、推動糟粕濁液的傳導和排泄。若肺失肅降，肺氣上逆，人就很容易出現咳嗽、氣喘、胸悶、便秘、水腫等症狀。

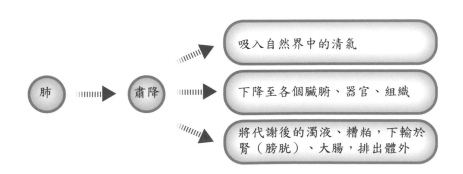

肺 ⇒ 肅降 ⇒ 吸入自然界中的清氣

下降至各個臟腑、器官、組織

將代謝後的濁液、糟粕，下輸於腎（膀胱）、大腸，排出體外

肺為「嬌臟」，喜潤惡燥

肺居胸中，而胸為大氣之府，清淨之地；再者，肺葉嬌嫩，其鼻之竅，直接與外界相通，外合皮毛，易受邪侵，不耐寒熱，喜潤惡燥，故古人稱其為「嬌臟」、「清虛之臟」。這裡所說的嬌是指嬌嫩，而清虛是清潔、空曠、乾淨的意思。因為肺作為人體最重要的生命通道，清氣進入、濁氣排出，容不得有一絲一毫的阻礙。

在臨床上和日常生活中，肺恰巧又是最容易為病邪所犯之臟。因為肺主皮毛肌表，外感六淫，常常由表入裡，必然會侵犯到肺，而體內肺主百脈，與其他臟腑聯繫非常密切，所以體內各臟腑病變，也常會累及於肺。故古人形容肺是「虛如蜂窠」，為此中醫提出護肺養肺，一要清潔乾淨，二要濕潤有度，三要寒熱適宜。

因為肺葉嬌嫩，其體清虛，與外界相通，自然界的外邪侵犯人體，不論從口鼻而入，還是由皮毛侵襲，都容易犯肺致病。

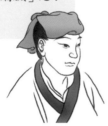

肺為什麼叫「嬌臟」呢？

五臟中肺是人體對外界環境最為靈敏的感受器，是人與自然環境之間最重要的緩衝地帶，是人體抵禦虛邪賊風侵襲最好的保護者。在人的鼻腔和氣管黏膜上，就分布著許許多多的感受器和纖毛，它們一旦遭遇異常刺激時，就會分泌黏液，甩動纖毛，極力將這種異物（刺激物）排出體外。其中咳嗽就是我們人體呼吸系統的一種自我保護和排異反應。如果肺失清淨、渾濁不堪，氣無居所，津液丟失，就會導致衛氣不足，肌表失養，風、寒、暑、濕、燥、火，痰飲、瘀血等病邪，便可乘虛而入。

居家診測肺狀況

四法自測肺健康

對照下表，如果一週內有 3 ～ 4 天出現了下列症狀，就在對應症狀前的方框劃上「✓」。若出現了 6 個以上的「✓」，則說明肺已經抗議了，這就提示你需要好好調養自己的肺了。

診法	症狀	可能問題
面診	☐ 舌紅苔少	肺陰虛
	☐ 面色發白	肺氣虛
	☐ 舌淡苔薄白	肺氣虛
	☐ 午後顴紅	肺陰虛
	☐ 舌尖紅	風熱犯肺
	☐ 舌苔薄黃	風熱犯肺
	☐ 舌白	風熱束肺
望	☐ 語言乏力	肺陰虛
	☐ 咳而氣短	肺氣虛
	☐ 咳喘無力	肺氣虛
	☐ 怠倦懶言	肺氣虛
聞	☐ 聲音低怯	肺氣虛
	☐ 聲音嘶啞	肺陰虛
問	☐ 鼻內乾灼	肺陰虛
	☐ 咽癢乾咳	肺陰虛
	☐ 五心煩熱	肺陰虛
	☐ 久咳不癒	肺氣虛

問	☐ 痰液清稀	肺氣虛
	☐ 畏風形寒	肺氣虛
	☐ 潮熱盜汗	肺陰虛
	☐ 少寐失眠	肺陰虛
	☐ 形瘦羸弱	肺陰虛
	☐ 乾咳少痰	肺陰虛
	☐ 自汗、盜汗	肺陰虛、肺氣虛
	☐ 痰黏難咳出	肺陰虛、風熱犯肺
	☐ 痰黃	風熱犯肺
	☐ 胸悶	痰濕阻肺
	☐ 易患感冒	肺氣虛
	☐ 鼻塞、流黃鼻涕	風熱犯肺
	☐ 呼吸無力	肺氣虛

肺臟疾病症狀與解析

症狀	解析
聲音低怯、嘶啞或失聲	因為肺主聲，所以肺氣充足的人聲音洪亮，而肺氣虛弱的人聲音低怯，若肺氣閉塞，則導致人聲音嘶啞或失聲
咳嗽、呼吸無力、呼吸困難	因為肺主氣、司呼吸，所以當肺臟被外邪所傷，使氣機不暢，引起呼吸功能不調時，會導致出現咳嗽、氣喘、呼吸不順等症狀
易患感冒、畏風形寒、盜汗	因為肺主皮毛，而皮毛是人體抵抗外邪的屏障，所以肺氣虛弱的人，容易盜汗，並且易受外邪的侵犯而經常感冒
鼻塞、流鼻涕、嗅覺異常	因為肺開竅於鼻、司呼吸，而鼻是呼吸出入的通道，所以肺氣和，則鼻能辨別香臭；若肺有病則會導致鼻塞、流鼻涕、嗅覺異常等症狀

最傷肺的生活習慣

久臥傷肺，尤其是老年人

中醫認為，氣為人身之本，它屬陽喜動、布散四周，因而在正常情況下，氣在體內是一刻不停地運行著，若是氣的運動減緩或受阻時，便為「氣滯」，已屬於病理狀態。而臥為靜，靜則是動的反面，這與氣屬陽喜動的生理特性，顯然是背道而馳的。

肺主氣、司呼吸，自然界中的清氣經肺瀰散至血液，體內的濁氣（二氧化碳）也通過肺排出體外，這條生命通道以動為主；而久臥少動之人，人體的呼吸功能就會減弱，導致清氣攝入少，濁氣積聚多，人就很容易出現缺血、缺氧。而且，肺位於人體各個臟腑的最高端，也就是中醫所說的「華蓋」位置，氣血津液皆要從這裡宣發肅降於全身，若是久臥，人的「華蓋」就會伏臥於地，此時肺又如何宣發肅降體內的氣血津液呢？

○ 老年人最不宜久臥

對此現代醫學也認為，久臥不利於人的健康。在臨床上許多病人，尤其是不少中老年慢性病患者，其死亡原因之一就是長期臥床不起。因為長期臥床，皮膚受壓，局部血液循環不良，可導致褥瘡；肺內痰液排出不暢，易造成墜積性肺炎；小便減少，膀胱積液，會誘發尿路感染。

按照中醫的說法，肺主皮毛、司呼吸，為水之上源，這些病症均與肺功能的異常有關，所以久臥傷氣、傷肺，是有充分臨床依據的。即便是無病之人，久臥也會因經脈淤阻不通，氣血運行不暢，出現精神萎靡、身倦乏力、食少納呆、動則心悸、氣短汗出等不適。所以我們的祖先早就提醒人們「惟是閒人多生此病」。

空調生燥，辛辣食物損耗津液

○ 過度使用空調損肺氣

　　人體中肺為「嬌臟」，清淨之地，主氣布津、喜潤惡燥，所以在自然環境中，最容易傷害人肺的病邪就是燥熱。燥氣屬秋，中醫稱它可通過皮膚、肌表、口鼻，侵犯人體、耗津傷液，而出現口乾舌燥，皮膚或毛髮乾枯，小便短少，大便秘結等諸多不適。故《素問·陰陽應像大論》曰：「燥勝則乾」。

　　但在現代生活中，燥熱已不僅僅見於秋季，其他各季也時有燥氣傷肺的事例發生。這是因為現代人喜歡使用空調，它會造成環境的濕度下降。例如，我們見到的每一個空調，它的外管都在滴水，它就如同一個抽水器，將我們周圍環境中的水分抽走，這其中也包括人體的津液。

辛辣食品會造成胃部灼熱及消化不良，吃辣之後來杯牛奶，有助於中和辣味，緩解體內不適。

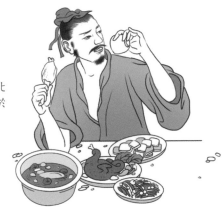

○ 口味辛辣，易使體內燥熱

　　現如今，還有一種不良的生活方式，也在助長燥熱之氣，那就是過於辛辣的飲食口味。可能是現代人的生活工作非常緊張與疲憊，急需一種強烈的刺激與宣洩之故，很多人幾乎到了無辣不歡的程度，川菜、湘菜、湖北菜、貴州菜大流行。

　　中醫認為，辛辣入肺，行氣化濕，比較適合盆地、山區，潮濕之地的人食用。其他地方，尤其是居住於乾燥地帶的人們，如果大量食用，則不利於人體中津液的保存。因而東西南北各個地方的人，不論氣候環境、地理位置，大量食用辛辣、芳香之品，就會嚴重損耗肺中的津液。尤其是食用時，若再大量飲酒，大聲喧譁，鼻子、口腔、氣管中的水液便會迅速脫失，造成體內津液不足，肺失所養。

過食油膩食物，令肺氣肅降不暢

中餐的特點之一就是油多，菜大多都要放油炒一炒。現在大家吃的油品種也多，都打著健康綠色、無汙染的旗號，於是人們都自欺欺人的放好多油，儘量保持菜品的色、香、味；大魚大肉、精美糕點就更不用說了；尤其是晚上，工作繁忙來不及好好吃飯，就等晚上這一頓好好犒勞自己了；還有無數的應酬，大口喝酒，大口吃肉……。

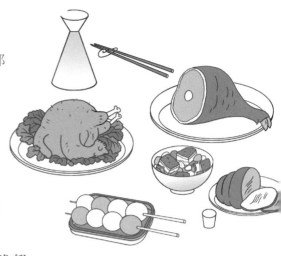

養肺應少吃肉食、油炸、燒烤類食物，多吃潤肺生津的梨子、荔枝和銀耳等。

久而久之，就知道其中利害了。每晚都吃得肚子溜圓，鼓鼓脹脹，也不運動，再加上工作中思慮過多，使脾胃氣結，吃進去的東西都擠在中焦樞紐，使肺氣肅降不暢，肺氣下沉的管道不通暢，能不影響身體健康嗎？

○ 肅降不暢，易致胃火

肺的呼吸肅降是新陳代謝中不可缺少的一個環節，與人體能量營養代謝有重大關係。久坐不動、脾胃積滯、空氣汙染等都會影響肺氣的肅降。前面我們已經講過，肺氣的肅降對新陳代謝有重要作用，肺氣失調，影響的方面很多，最主要就是壓不住胃火。胃是食物初步消化的容器，陽氣很盛，胃火過旺，就會出現口臭、胃口不好、便秘等症狀。肺熱胃火經常是相伴出現，皮膚油膩、痤瘡、酒糟鼻等都是由此導致。

○ 肅降無力，易引發腎虛

肺的肅降無力，容易導致腎陰腎水不足，時間久了會造成腎陰虛，整個人看起來就比較乾，皮膚乾燥、目澀目昏、齒鬆髮白等，就像久旱的植物。根基不牢，骨骼不壯，腰膝酸軟等症也就隨之出現了。高血壓、高血糖、高脂血症等的出現也與此有關係，所以治療這些病症的時候，多配合一些調節肺氣的穴位，如中府穴、肺俞穴、列缺穴等，為的就是幫助肺氣肅降，增強能量代謝的作用。

環境汙染影響人體三氣

　　人身有三氣——元氣、穀氣、清氣。元氣是先天之氣，得之於父母；穀氣是水穀之氣，從飲食中得來；清氣是水穀精華的稀薄精微的部分。這三氣的質量越好，人就越精神，越健康。然而，環境汙染往往成為我們健康的破壞者。

　　食品安全幾乎成為社會公害，空氣汙染問題也已是不爭的事實，濫用肥料、食品添加劑及激素……讓我們吃的食物，甚至水都不再純淨，各種毒素在體內淤積，導致穀氣不純，氣血不清，清氣不潔。

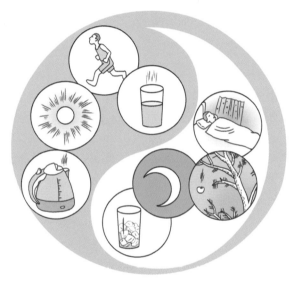

早睡早起、多喝水，加強鍛鍊，保持
好的心情，是養肺的重要生活方式。

　　肺為嬌臟，喜歡濕潤潔淨，被汙染的穀氣、清氣直接影響肺的宣發肅降，就像燃料混合雜質太多會影響機器的使用壽命一樣。這樣還會影響皮毛代謝，汗孔開合。久而久之，令皮膚看起來晦暗不潔。同時，肅降不暢必然對心火肝火的監控無力，人容易上火，會出現便秘等情況，甚至會對腎水補充不力，生殖能力也會下降。

　　環境的汙染既然不可避免，那只能增強自身的抵抗力和免疫力，人體本身就有強的解毒、降毒、排毒的自我穩定機制，增強鍛鍊，多加注意生活飲食，並且保持好心情，就能讓我們的身體健康，生活幸福。

一日中養肺最好的時間 凌晨3點到5點

凌晨3點到5點是十二時辰中的寅時，這個時候是肺經當令。一日之中，子時為陰之終點、陽之起點，它的到來即意味著陰氣漸退、陽氣萌升，而到了丑時肝氣逐漸甦醒，氣血開始向外疏泄。也是肺氣已動最重要的標誌。

寅時熟睡養肺氣

寅，演也、津也，從這二個字中我們就可以看出，寅與水的關係非常密切。而這水在人體內不是血液便是津液，推動它運行的主要就是肺氣與肝氣。十二時辰中寅時之後就是5到7點的卯時，卯時日照東方，人們從臥轉起，開始一天繁忙的勞作運動，其消耗最大的就是氣血津液，所以寅時，這黎明之夜，人體所必須完成、最重要的準備工作，就是為新的一天調配好氣血和津液。肺作為「相傳之官」，它受心主神明的委派和指令，主人身之氣、宣發與肅降氣機，因而此時肺會與肝的疏泄功能相配合，以調配氣血的運行，如果氣血調配不順，身體就很容易出現異常，這也是為什麼很多危重患者，常常會死於凌晨三、四點鐘的原因之一。若家中有重病者，在寅時則要密切觀察患者的肺氣變化以防意外。所以，正常人，在寅時最好是熟睡休息以養肺氣，而老年人清晨易醒，在寅時可平臥於床，導引吐納以安肺氣。

深睡時，肺經「忙著」重新分配氣血

肺主一身之氣，說的是，在凌晨3點到5點的時候，肺經開始重新分配人體的氣血，心需要多少，腎需要多少，全歸肺經管。而這個重新分配的過程，一定要在深度睡眠當中來完成。所以，如果這時候醒來就是肺氣不足的表現。另外，此時肺經也最忌「打擾」。如果有個別器官特別活躍的話，肺經就不得不工作，多分配給它一些氣血，這樣就會導致氣血分布不均。因此，凌晨3點到5點的時候，應該是睡得「最沉」的時候。

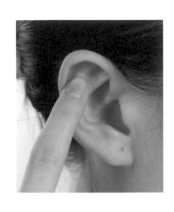

◀揉耳輪
耳輪是耳朵最外面向前捲曲的部分,用雙手指輕揉左右耳輪至發熱。

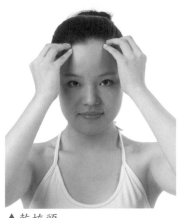

▲乾梳頭
雙手掌心與臉相對,五指張開,手指第一、第二關節微彎曲。雙手由前額髮際開始慢慢向後梳頭,將雙手想像成為一把梳子,慢慢梳理至後腦勺,重複此動作 3 ~ 5 次即可。

寅時醒來怎麼辦

　　由於肺氣不足或是肺經收到「打擾」,寅時醒來時,可以閉著眼睛繼續躺著。清晨正好是陽氣生發的時候,靜躺可以安定心神,人體潛伏的陽氣也不易受到打擾。如果實在躺不住的話,可以做些小動作,比如乾梳頭、揉揉耳輪、按摩肚臍、摸搓腳心等等,這些小動作都是日常養生的好方法,對身體大有裨益。

凌晨五點前不宜起床、鍛鍊

　　都說「早睡早起」是好習慣,可早起的時間一般來說在七點比較合適,尤其是老年人。常聽到一些有心臟病的人死於凌晨三、四點鐘。這跟肺經此時重新分配氣血有關。肺有「肅降」的功能。「肅降」就是清肅下降之意,有向下、向內、收斂的特點。肺氣以清肅下降為順,通過肺氣之肅降作用,才能保證氣和津液的輸布,並使之下行,才能保證水液的運行並下達於膀胱而使小便通利。如果凌晨五點就醒了,說明體內的氣血太虛弱了,如果再起床運動,會大大加重心臟的負擔,這也是心臟病人死於凌晨三四點的原因。

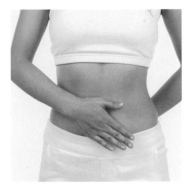

▲按摩肚臍
用手掌心的勞宮穴對準肚臍,先順時針再逆時針按揉。

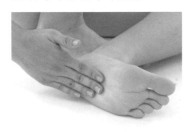

▲摸搓腳心
除拇指外,四指併攏,用指腹從腳跟向腳尖摸搓腳心部位。

白色食物最潤肺

　　白色單純潔淨，五行中屬金、入肺，它質輕不黏，偏重於益氣行氣；按照中醫「肺為水之上源」、「肺與大腸相表裡」，以及五行中火能剋金，金可耗火的理論，白色食品特別是白色的蔬菜水果，大多具有清熱、利水、通腸、排便、化痰等功效。

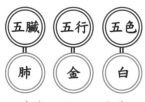

肺與五行的關係

潤肺食物有哪些

　　中醫認為，飲食不當是誘發「秋燥」諸症的重要原因。在秋季，人們可通過食療來「除秋燥、養肺陰」，比如，適當多吃梨、荸薺、蜂蜜、銀耳、蘋果、葡萄、蘿蔔、蓮藕、百合、冰糖、鴨肉等滋陰潤燥的食物。除此之外，酸味收斂肺氣，辛味發散瀉肺，所以飲食還要多酸少辛。

○ 食用妙方

百合杏仁粥

材料 粳米 50 克，甜杏仁 10 克，百合 50 克，白糖適量。

做法 將粳米淘淨，放鍋內加水煮沸，投入去皮甜杏仁，繼續煮至粥半熟時，加洗淨的百合 50 克，共煮為粥，以白糖調味即可。

川貝雪梨豬肺湯

材料 豬肺半個，川貝母 15 個，雪梨 4 顆。

做法 豬肺切厚片，泡水洗淨，放入開水中煮 5 分鐘，撈起來過冷水，滴乾水。雪梨洗淨，連皮切四塊，去核，川貝母洗淨。把全部材料放入開水鍋內，大火煮沸後，小火煲 2 ～ 3 小時，調味即可。

肺熱、肺氣腫的人可多吃白蘿蔔

中國是白蘿蔔的起源地之一，以「蘿蔔之鄉」而聞名於世，食用蘿蔔已有非常悠久的歷史。蘿蔔生熟皆可食用，而且通過醬、泡、醃、乾，還能製成各種風味食品，更重要的是它還具有很高的藥用價值。

我國民間稱「十月蘿蔔小人參」、「秋天收蘿蔔，大夫袖了手」、「冬吃蘿蔔夏吃薑」。著名醫學家李時珍，在《本草綱目》中也稱白蘿蔔為「蔬中最有利者」。這些都說明了在中國人心目中，早已將蘿蔔視為「菜中之藥」。中醫認為，白蘿蔔味辛甘，性涼，入肺、胃經，具有寬胸舒膈、健胃消食、除痰止咳、潤燥生津、解毒散淤、通利二便等功效，尤其適合肺氣腫患者和肺熱的人。

○ 促消化、增食慾

現代研究發現，白蘿蔔中的營養成分很特別，一是胡蘿蔔素的含量特別豐富；二是它含有多種人體必需的維他命、礦物質、微量元素，如鈣、錳、硼等；以及各種酶類物質，這些成分對增強人體的新陳代謝十分有利。

白蘿蔔中的維他命 B2 與鈣、鐵、磷的含量，比梨、橘子、蘋果還要高；維他命 C 的含量，更是比梨和蘋果高出 3 ～ 10 倍，所以有人稱白蘿蔔「不是水果，勝似水果」。白蘿蔔所含的芥子油、澱粉酶和粗纖維等成分，不僅能刺激腸胃蠕動，促進食物的消化吸收、增強人的食慾；還可以促進脂質代謝，避免脂肪堆積在皮下，具有一定的減肥效果。但白蘿蔔性偏寒涼，且能利腸，所以慢性泄瀉為脾胃虛寒者，或咳嗽氣喘痰液呈白色泡沫肺中有寒飲者，當忌食、慎食。

○ 食用妙方

白蘿蔔陳皮湯

- **材料** 白蘿蔔 20 克切片，陳皮 15 克。
- **做法** 用水煎服。
- **功效** 適用於肺心病引起的咳嗽。

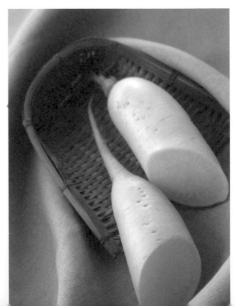

蘿蔔中所含的鈣有 98% 在蘿蔔皮內，所以蘿蔔最好帶皮吃。

潤肺首選吃梨

相傳唐朝宰相魏徵的母親，有一次患了咳嗽病症，但老太太厭醫拒藥，導致病情加重，無奈之中魏徵想起母親愛吃梨，於是將藥與梨同煮熬膏終使病癒；這便是「藥梨膏」的最早起源，直至今日「梨膏糖」仍備受世界各地華人的喜愛。

中醫認為，梨性寒、味甘，入肺、胃經，有生津解渴、潤肺去燥、止咳化痰、養陰降火、利咽生津等功效。在臨床上常用於熱病傷津以後的煩渴、乾咳、噎膈、失音、眼赤腫痛等症。

為什麼民間和中醫都喜愛以梨潤肺？因為肺主氣、司呼吸，通調水道、布散津液，其主要的運動形式就是升降出入；但這氣為陽、常在動，故需以水潤之。而梨中含水量極高，有「水果中的礦泉水」之稱，最擅長的就是潤肺生津、滋陰清熱，所以自古被尊為「百果之宗」。民間稱梨「生者清六腑之熱，熟者滋五臟之陰」，因此，梨榨汁生吃能清熱瀉火，治療咽喉疼痛、便秘尿赤等症；梨加冰糖蒸熟食，可滋陰潤肺，止咳去痰，保護咽嗓。

○ 吃梨也有宜忌

需要注意的是，梨性寒涼，一次不宜食用過多，否則會造成脾胃不適，尤其是脾胃虛寒或是血糖偏高的人，建議不要食生梨。另外，若是由於內在陽氣不足或外感風寒引起的咳嗽，也不宜吃梨，尤其是不能生吃梨。這裡就要說另一種情況，有的人在咳嗽的時候吃梨，不僅沒有減輕咳嗽，反而覺得有加重的跡象。這也就涉及到了吃梨的方法問題，不同情況的咳嗽，吃梨的方法也不同。

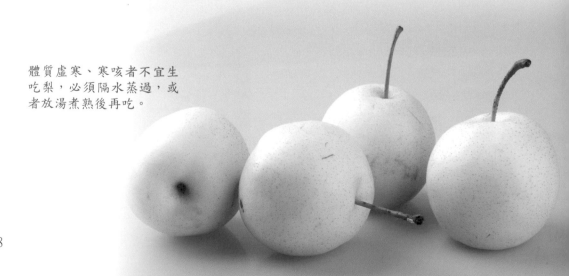

體質虛寒、寒咳者不宜生吃梨，必須隔水蒸過，或者放湯煮熟後再吃。

○ 食用妙法

● 蒸熟

先把梨從蒂下 1/3 處切下當蓋,挖去梨核,掏空梨中間果肉、並切塊;再把 3 克川貝母粉及適量冰糖放入梨中,再把梨放在蒸鍋裡,大火蒸 30 分鐘左右即可,取出後即可食用。這種吃法有潤肺、止咳、化痰的功效。

● 榨汁

把生梨去皮、去核,用榨汁機榨汁後,取 400 毫升,再與 10 克冰糖、1 枚膨大海一起放入鍋中煮,20 分鐘後即可飲用。經常飲用這種梨汁有潤肺生津、利咽開音的功效。

● 煮水

把生梨切片,再與冰糖一起放入鍋中熬煮即可。飲用這種梨水可以健脾、潤肺、止咳。除了喝梨水外,也可以把煮好的梨當做甜點食用。

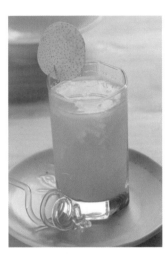

春季乾燥易上火,飲用梨汁是首選。

● 與陳皮同煮

燥則津虧也生痰,表現為咳嗽少痰,色黃或白。對這種情況,煮梨時可加入一些陳皮同煮,吃梨喝湯,能夠起到潤燥化痰、理氣止咳的作用。

● 與蔥薑同煮

冬季涼燥當令,燥邪與寒邪往往同時為患,侵襲人體,表現為乾咳、流清涕。這種情況下,煮梨的時候可以加入 2 ～ 3 片生薑、5 ～ 6 段蔥白,一起煮 5 ～ 6 分鐘,吃梨喝湯,1 天 1 ～ 2 次。蔥白與生薑性溫味辛,有辛溫解表的作用,可以去寒邪,與梨同煮,能協同起到祛除涼燥的作用。

● 與烏梅同煮

對於長時間乾咳不癒,或程度較重者,可以在煮梨的時候加入烏梅、甘草各適量,與梨同煮,吃梨喝湯。烏梅味酸,甘草味甘,與梨同煮,養陰潤肺止咳作用增強,烏梅還有斂肺止咳功效。這樣煮出來的梨水味道甘甜爽口,很適宜兒童食用。秋季當茶飲用,也可養陰潤燥,防治皮膚乾燥。

● 注意 以上幾種食療方法,脾胃虛寒者不宜多吃、久用。

● 注意 煮梨時不要去皮也不要去核,要將梨皮和梨核同梨肉一起煮。因為梨核味屬酸,梨肉味屬甘,酸甘化陰利於養陰潤燥。梨皮在煮熟後味苦性寒,可起到清肺熱、通大便的作用,即所謂酸甘化陰,苦能清熱。所以把整個梨切開後一起煮有滋陰潤肺清肺之功效。

肺熱咳嗽喝碗銀耳粥

　　銀耳色白如雪，故人們又稱它為白木耳、雪耳。由於銀耳是一種寄生在闊葉樹腐木上的真菌類生物，在古時非常稀罕，而被人視為「山珍海味」中的「山珍」，宴席中的美味佳餚，即便在食用菌產業十分發達的今天，銀耳仍有著「菌中之冠」的美譽。

　　中醫認為，銀耳性平，味甘、淡，入肺、胃、腎三經；具有滋陰潤肺、生津止咳、健脾開胃、益氣安神、強心健腦等功效，在臨床上常用於燥熱咳嗽、少痰、痰中帶血、口乾咽燥、大便秘結、神經衰弱、失眠多夢等症。

　　現代研究發現，銀耳含有17種胺基酸，能提供3/4人體所必需的胺基酸，並含有鈣、磷、鐵、鉀、鈉、鎂、硫等多種礦物質，如每100克銀耳中，含鈣643毫克，鐵30.4毫克。更重要的是銀耳含有海藻糖、多縮戊醣、甘露糖醇等物質，不僅具有很高的營養價值，還可以增強人的免疫功能，具有中醫所說的「扶正達邪」作用。

　　食用銀耳，能提高肝臟的解毒能力，保護人的肝功能，增強腫瘤患者對放療、化療的耐受力。中醫說肺主氣，能宣發衛氣，固人肌表，按照現代醫學的理論，這就是人的免疫功能。

○　食療妙方

銀耳宜用開水泡發，泡發後應去掉未發開的部分，特別是呈淡黃色的那一部分。

銀耳梨粥

材料 糯米 30 克，銀耳 30 克，梨 50 克。

做法 銀耳用水泡發、梨洗淨切塊；銀耳加水煮至六成熟，然後放入洗淨的糯米一起煮成粥，放入梨塊，繼續煮約 5 分鐘，起鍋，放入冰糖即可。

功效 用於肺陰不足或放療而致乾咳、氣短、消瘦、五心煩熱、便秘尿黃等。

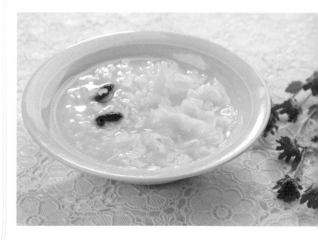

秋季潤燥重養肺

　　入秋以後風多雨少，空氣中水分減少，氣候逐漸乾燥，這時候夏火開始退去，秋金正在滋生。五行中金乃利器、質地沉重、蕭殺無情，於是隨著一陣陣秋風掃過，自然界中落葉滿地、萬物凋零。

　　到了秋季，雖然雲高氣爽，但燥氣較重，這些都與五臟中肺主氣，高居華蓋，將水液與糟粕肅降於下的特性最為相合。所以中醫認為，秋與肺相合，隨著秋季的到來，天地之間包括人與自然，陽氣漸收、陰氣漸長，所以「秋冬養陰」中的第一步，就是養肺陰。

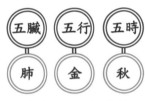

肺與五行的關係

天氣轉涼，宜保管好肺中的津液

　　在這秋燥之中又可以中秋為界，秋分節氣之前，夏之餘火未淨，時寒時熱，多為「溫燥」，秋分節氣之後，冬之陰寒已近，冷意逼人，多為「涼燥」。但無論它是溫是涼，其氣為燥、損津耗液、易傷肺氣的本質都是一樣的，只是夾雜的病邪與病症的側重點略有不同而已。

　　五行中春為生，夏為長，長夏為化，秋為收，冬為藏，因而當秋燥襲肺之時，人首先要收好、保管好的是肺中津液，其原因有二：第一，肺乃水之上源，它就如同長江源頭的雪山冰川；第二，按五行中的相生關係，金生水，肺為腎之母。從這兩點我們可以得知，水對肺的重要性，所以秋季養生重在肺，而養肺的關鍵在於保津液、潤燥氣。

少食辛辣，多吃滋陰食物

從食物屬性來講，辛味入肺，易動肺氣，秋季肺氣當令，辛味食品吃得過多，會造成肺氣偏旺，宣洩過度，甚至剋木，傷及肝氣。所以《素問‧藏氣法時論》說：「肺主秋……肺欲收，急食酸以收之，用酸補之，辛寫之」。

秋季主氣，為燥，燥為陽邪，它的最大特點就是容易傷害人體的陰液。故秋季食療養生，一要少食辛辣芳香之品，二要多吃滋陰潤燥之品。

○ 辛辣傷肺，酸甘化陰潤肺

五味中酸主收斂、辛主發散，四季中秋季主收，氣候由陽轉陰、陰血開始潛藏於內，所以秋季是一年中的收藏之季，人的氣血津液，此時均宜收而不宜散。只有收斂好自己的神氣，才能保護氣血津液不外洩，以緩和秋天肅殺之氣對人體的不利影響。

再加上秋季的時候，肺金當令，因此首先應儘量少吃蔥、薑、蒜、韭菜、辣椒等辛味之品，以免造成肺氣洩漏、津液耗損；同時還應適當地食用一些蘋果、石榴、葡萄、芒果、櫻桃、柚子、檸檬、山楂、番茄等酸味食品，酸甘能化陰，可以強盛肝氣、滋補肝血。

○ 多補水，常保濕

在日常生活中，還應多喝水、多喝粥、多喝湯，多食用一些具有補水保濕作用的食品或藥品，如梨、香蕉、枇杷、芝麻、香油、百合、銀耳、石斛、蘆根等，都是非常好的潤燥之品。但若是脾虛濕重洩瀉者，肺寒咳嗽痰黏者，則不宜多食。

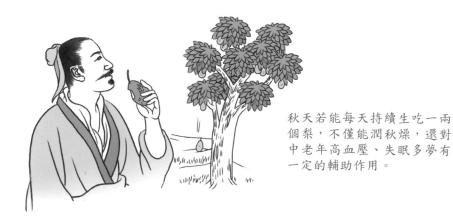

秋天若能每天持續生吃一兩個梨，不僅能潤秋燥，還對中老年高血壓、失眠多夢有一定的輔助作用。

黃帝內經 對症養五臟

秋季易抑鬱，心態要平和

流行病學家經過調查發現，晚秋以後患憂鬱症的人數會明顯增多，大約可比平時多出 10%，西方醫學專家將這種病稱為「季節性情緒失調」（SAD，Seasonal Affective Disorder）。

據統計，北半球這種季節性憂鬱症，大多從每年的 10 ～ 11 月開始發作，至來年的 3 ～ 4 月結束，這類患者只要過了發病季節，症狀就會消失得無影無蹤。為此有些醫學專家提出，引起季節性憂鬱症的主要原因，是秋冬季缺少陽光，造成人體內退黑激素（又稱松果體素 Melatonin）和血清素（Serotonin）分泌的失調與紊亂。

○ 肺氣肅降過度，易產生悲觀情緒

按中醫的說法，人與自然中，陽主動、陰主靜；陽主升，陰主降，所以入秋以後，隨著陰氣轉盛、陽氣漸弱，人往往喜靜而厭動、氣少升而多降。再加上秋季的到來，使得體內金氣濃重、肅降過度，也會導致肝木壓抑、氣失疏泄、鬱而不升。此時，人就很容易產生悲觀、抑鬱的情緒，故《素問·陰陽應像大論》中說「在藏為肺……在志為憂」。《靈樞·本神》也說「愁憂者，氣閉塞而不行」。

○ 調整心態，從容度秋

秋季養生，一方面要扶陽抑陰、調暢人的氣機，增強肝的疏泄功能，避免心情的過度壓抑。更重要地還應按照《黃帝內經》中所說的「秋三月，此謂容平」，以一種寧靜、從容、平和的心態，看待周圍的人和事，維持好肺主氣、主宣發與肅降等功能的正常運行，尤其是在五行中要注意肺金與肝木之間的平衡與協調。

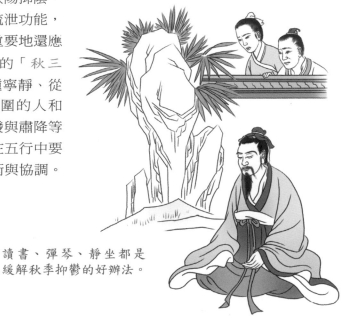

讀書、彈琴、靜坐都是
緩解秋季抑鬱的好辦法。

肺保健，穴位按摩功效大

嬌生慣養的肺經這樣按

在中國文字中，「太」雖然只比「大」多了一點，卻有著最高或極端之意，如所謂的太極，其中就包含著陰陽兩極的統一和融合，被稱為宇宙中的最高之極。因此在古代「太」字是不能隨便使用的。如皇帝的母親，才能被稱為太后；身為皇儲的兒子，方可稱之為太子。

在中醫理論中同樣也是如此，凡被冠以「太」字的，作用大多十分重要，地位非常顯赫，如太陰經脈便是體內陰氣旺盛之經，而且，太陰經又位於三條陰經的最表層，故中醫中有「太陰為開」之稱。手太陰經通於肺，五臟中肺主氣，司呼吸，重在宣發與肅降，這呼吸、宣發、肅降，其實開的就是肺氣。

○ 順經按摩補肺氣，逆經按摩清肺熱

如果採用經穴按摩，可推揉肺經以開肺氣。肺經起於人的中焦，先向下聯絡大腸，隨後向上繞轉經橫隔膜與肺相接，再從腋下分出，沿著手臂掌側的外側，經過肘窩至腕部，從手拇指分出，另一支脈則從腕後分出，並於食指尖，與大腸經相接。經絡中凡陰經的循行路線，皆是由裡至外，故按此方向按摩者為順為補，與其相反者為逆為瀉。

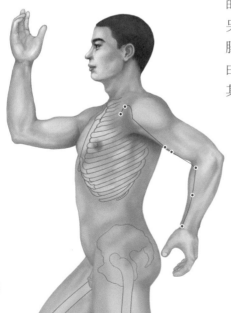

肺經是十二經脈氣血流注的始發經，聯繫的臟腑器官有胃、喉嚨和氣管，屬肺，下絡大腸，在食指與大腸經相連。

按「尺澤」清肺熱，潤喉嚨

肺部疾病最怕火，因為五行之中火能剋金，這火按照現代的說法就是炎症。從漢字的結構上看，火上加火才有了這個炎字；我們常說疾病的病字，其中也藏著一個丙，丙在十天干中便是火。所以中醫治療此類病症，常以清瀉肺熱驅邪而出，若採用經穴治療，可選擇肺經上的尺澤穴。

○ 定位尺澤穴

這裡的尺，一是指人的前臂部位，即手腕至肘關節處的外側，二是指五臟中的腎，因中醫把脈處有寸、關、尺三部，尺主腎；澤，則是沼澤和低窪水聚之地，所以該穴位於前臂肘橫紋中，肱二頭肌腱橈側凹陷處。

○ 肺熱疾病按尺澤穴

在經絡學中「尺澤」為手太陰肺經的「合穴」。其「合」為匯合之意，經氣充盛由此深入流注，進而匯合於臟腑，就如同水注沼澤、百川匯海，故稱之為「合穴」，它在治療上具有「逆氣而瀉」的作用。

尺澤穴五行中屬水，為肺經的子穴，五行中金氣可化水，水液經肺氣的肅降而下注於腎，故中醫常說「虛者補其母，實者瀉其子」，治肺金之病從腎水而走，所以在臨床上，凡屬於肺熱壅阻之症，如發熱、咳嗽、咳血、痰黃、氣喘、咽喉腫痛等，都可按揉拍打此穴，以收清肺洩熱、潤喉利咽之功，且效果頗佳。

出浴後，將毛巾捲起，以畫圈的方式按摩手臂，可對尺澤穴及其臨近的諸多穴位進行刺激。每天持續用拇指按揉尺澤穴，能夠增加呼吸系統機能，減少咳喘等疾病的發病率。

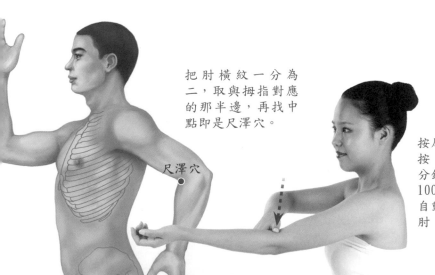

把肘橫紋一分為二，取與拇指對應的那半邊，再找中點即是尺澤穴。

尺澤穴

按摩尺澤穴，用點、按、揉手法按摩約10分鐘；或者每次拍打100～200下，手腕自動下垂，左手拍右肘，右手拍左肘。

急性肺系病發作按「孔最」

「孔最」為手太陰經中的「隙穴」。這「隙」即為空隙，與該穴名中孔的意思基本相同，最為副詞，以形容此洞隙之深。在人體經脈中只有氣血匯聚、深入、曲折之處，方有資格稱其為最，所以能以「孔最」而命名，表明此穴確實是肺經中氣血深集之處。

在經絡理論中「隙穴」的主要功效，一可用來治療該穴所屬經絡臟腑的各種急性病症，二能通過該穴位對其所屬的經絡與臟腑，進行檢查與診斷以發現疾病。

在臨床上只要是肺系（包括大腸）的各種急性病症，如急性咽炎、扁桃體炎、支氣管炎、肺炎、支氣管哮喘，以及咳嗽、咳血、氣喘、大便出血、咽喉腫痛等症，均可通過針灸或按摩該穴，起到調理肺氣、清熱止血的作用。

○ 哮喘、感冒、熱病汗不出都能治

急性哮喘發作時，可用力按揉孔最穴數分鐘，以減輕和緩解哮喘症狀的發作；感冒時可在孔最穴及其周圍輕輕刮上幾分鐘，當痧慢慢透出時，感冒症狀就會很快得到控制。

孔最穴還有一項特殊功能，那就是調節體表毛孔的開合、汗液的分泌，被譽為治「熱病汗不出」之第一要穴，中醫認為汗為津液，由給肺氣宣發而出，所以人體若為外邪所感、肺氣不宣，就會出現發熱惡寒、身痛無汗，此時即可通過按摩孔最穴，發汗解表，以宣肺氣。

孔最穴

在手前臂掌側，腕橫紋上7寸。

刮孔最穴。

體弱、反覆感冒者常灸「列缺」

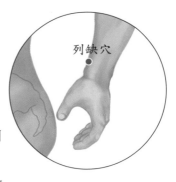

列缺穴

列缺，為體內三條經脈的交會之穴，可同時調節肺經、大腸經及任脈的經氣；在中醫臨床中擁有非常獨特的地位，如經絡學中即有「頭頂尋列缺」的說法。

列，為破裂的意思；缺，則是指少。它位於中醫把脈時關脈的上方。從腋下而行的肺經，到了此處為突出的關隘（橈骨莖突）所擋，潰散溢流，故名「列缺」。

列缺穴在前臂腕掌側遠端橫紋上 1.5 寸，拇短伸肌腱與拇長展肌腱之間，拇長展肌腱溝的凹陷中。

首先，列缺穴為手太陰肺經之穴，肺主一身之氣又朝百脈，肺經為「脈氣所發」之經，體內的宗氣都通過肺的宣發與肅降，布散傳注，運行全身。因而它不僅能調一身之氣，運全身之血，而且可祛風解表、宣降肺氣，治療如傷風咳嗽、鼻塞流涕、痰飲氣喘、胸悶脹滿等病症。

其次，列缺穴作為手太陰肺經中的「絡穴」，屬肺絡大腸，發揮溝通手太陰與手陽明兩經的作用，可將體內的濁氣與代謝下來的糟粕通達於下，以保持肺氣的清肅、腑氣的通暢。

再三，列缺穴為八脈交會穴之一，通於任脈，故凡是與任脈的生理、病理有關，或發生在任脈循行線路上的病變，也都可取列缺調治。所以，在臨床上列缺穴；既能疏風解表、宣肺理氣、利咽消腫，治療病邪外感、襲金擾肺之病；又可溝通肺與大腸的表裡關係，暢達任脈中的陰血流通，緩解牙齒、生殖器疼痛、遺尿、尿瀦留及大便乾結等各種雜症。

○ 體弱、反覆感冒的人，每天灸列缺穴

中老年人、少年兒童，或肺氣虛弱、經常容易感冒者，可定期在列缺穴上灸 3 ～ 5 壯，以增強人體自身的免疫抗病能力。

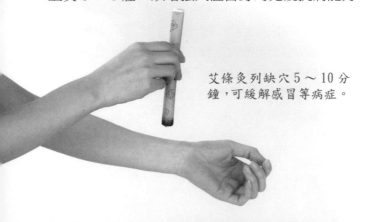

艾條灸列缺穴 5 ～ 10 分鐘，可緩解感冒等病症。

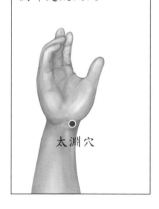

掌心向上，腕橫紋外側摸到橈動脈，其外側即是太淵穴。

咳嗽、哮喘找「太淵」

太淵穴位於腕橫紋上橈動脈的外側，名字中的「太」，是非常富有的意思；淵，指的是深水、深潭，因而它在人體的經絡系統裡面，就像一個隱藏地很深的水潭，所以前人稱其「經氣深如潭水，澤潤周身，效同桴鼓，而居於彎曲如弓之處也」。

在手太陰肺經中，太淵穴既是該經的「輸穴」，又為肺的「原穴」。經絡學中所說的輸穴，是指那些位於腕（踝）關節附近，具有水流（氣血）灌溉運輸作用的穴位。而原穴則是指臟腑經絡中原氣駐留的部位，是氣血的源頭。因此，刺激太淵穴，既可激發深藏於體內肺經中的原氣，並向外輸送，也能利用它來觀察體內肺經和肺臟的病變，作出相應的診斷。

○ 太淵穴為中醫切脈處

太淵穴還是「八會穴」之一，所謂「八會穴」，指的是臟、腑、氣、血、筋、脈、骨、髓，這八者之氣聚會的部位。其中太淵穴為「脈」的會穴，中醫切脈為什麼要取手腕寸、關、尺部位，就是因為「脈」之會穴——太淵穴在此的緣故。

○ 太淵穴擅長治肺病

經絡中陰經的「輸穴」，大多用於治療內臟疾病。所以太淵穴最擅長的就是益肺氣、治肺病。如遭遇咳嗽、哮喘時，即可用拇指指腹用力點揉太淵穴數分鐘，直至穴位痠脹，病情有所緩解為止。經常按摩該穴，可益肺氣、通心血、調津液，從而達到促進體內血液循環，改善臟腑功能等作用。

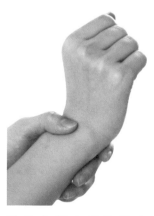

點按太淵穴可緩解咳嗽、哮喘。

中醫祕方教你去肺熱

秋冬之際流鼻血，冰糖銀耳滅肺熱

一般進入秋冬以後，特別是開始使用暖氣之後，有些人會出現莫名的流鼻血現象，尤其是火力壯的兒童，主要是由乾燥引起。

中醫認為「肺開於鼻」，鼻的通氣和嗅覺作用，必須依賴肺氣的作用，肺氣和暢，呼吸調勻，嗅覺才能正常。而「肺為嬌臟」，是五臟中最嬌氣的，它最容易被乾燥之邪所傷。所以，無論是春天的溫熱還是秋冬的乾燥，都是最容易找上肺的麻煩的。

肺受自然界火熱之邪的侵襲容易引起上火症狀。肺熱盛者，會出現咳嗽、面紅目赤、心情煩燥易怒、鼻腔熱烘、流鼻血等症。流鼻血時出血量多，血色鮮紅或深紅，同時頭暈、胸肋部脹。所以，當出現流鼻血症狀時，除了保持鼻腔濕潤外，關鍵還是改善肺熱的問題。

○ 食療妙方

冰糖銀耳湯

- **材料** 銀耳 20 克，冰糖適量。
- **做法** 將銀耳在涼水中泡 8 小時後，洗淨，放入砂鍋中，小火燉至銀耳軟爛，加入冰糖，每天早晚各吃一次。

百合紅棗粥

- **材料** 百合 30 克，紅棗 10 顆。
- **做法** 先用水泡一下，去除一部分苦味；白米適量，洗淨；紅棗 10 顆，洗淨，和百合一起放入鍋中加水，用小火熬成粥即可。

「寒包火」感冒，驅寒清火雙管齊下

「寒包火」也就是外邊受了寒，身體裡面卻有「火」。現代人的感冒多屬於「寒包火」，尤其在冬天，感冒往往是受寒引起的，但感冒性質卻並不是寒，而多見於「寒包火」。這與人體的過分保暖和飲食過分精良有關，致使肺熱在秋冬季更嚴重。

○ 「寒包火」如何產生的

中醫認為，「肺和皮毛相表裡」。皮毛的問題會影響到肺，肺的問題也會在皮毛上體現。現在，冬季室內暖氣普及，室內溫度高，人們穿的也較多，皮毛散熱不利，熱就淤積下來，形成了肺熱；人們又長期在室內生活，在溫暖的環境下，毛孔是開放的，但是室內外溫差較大，室外溫度較低，這樣的情況容易使人受寒，而寒邪束縛了體表，體內原本蓄積的火熱不能向體外宣散，就如同被體表的寒邪「包裹」起來，就會積在體內而呈現身體高燒不退的現象。這種內有蘊熱、外受寒邪所引起的外感病，就是「寒包火」。

另外，現代人往往吃得太好，大多為高蛋白、高熱量的食物，特別是秋冬，人的胃口大開，很容易引起胃腸道積滯。由於脾胃和肺的關係密切，胃裡有個積滯，就會影響到肺氣的通達，吃出來的火也會體現在肺上，這種情況更容易造成人體內熱。

在這雙重作用下，就造成了上焦火旺的結果。另外，人們由於工作壓力大、應酬多而常常休息不足，往往直接引起人體衛外功能下降，易感受外邪，這也是為什麼易發生「寒包火」感冒的原因。

○ 清裡熱散表寒，內外兼顧

「寒包火」感冒不宜用藿香正氣液等治熱感冒藥，也不宜用涼藥治熱病，因為會使寒氣加重。應該要採用「清裡熱、散表寒」的表裡雙解法，一般用感冒清熱沖劑類來發散包在體表的寒氣，同時配合黃連上清丸之類清除內火，才能內外兼顧。

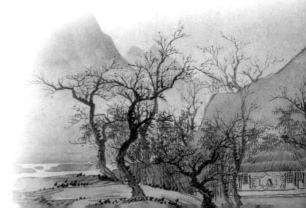

肺熱引起痤瘡喝芹梨汁

因為「肺和皮毛相表裡」「肺開於鼻」，所以，肺熱旺易引起痤瘡，痤瘡往往體積較小，但數量很多，在面部、後背、頸部都會出現。針對這種情況，可以多吃薏仁、木耳、杏仁、白菜、梨等食物，喝蜂蜜茶、綠茶等都有潤肺功效。

另外，還可以將芹菜和梨一起榨汁飲用。芹菜也是入肺經的，而且和梨一樣都有通便作用，大便通了，肺熱就消了，痤瘡乃至肺熱等相關症狀都會減輕。

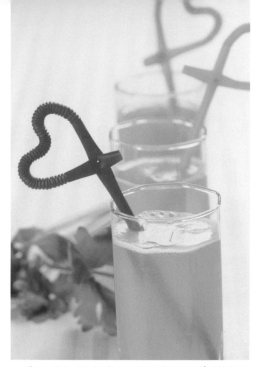

肺火引起的痤瘡，可以長期用芹梨汁內調。喜歡甜飲的可以多加一點梨。

兒童多吃蔬果防肺熱

立春以後，天氣逐漸轉暖，隨著氣溫的回升，人們也容易「上火」，尤其是兒童。有些小孩在春天容易出現發熱的症狀，中醫認為，兒童發熱多是由肺熱所引起。而肺熱主要因肺部受外邪侵犯所致。

兒童屬於純陽之體，身體生機勃勃，本身體質多偏熱，且正氣不足，陰陽失於平衡，才容易受到外邪侵犯。肺熱還可引起兒童咳嗽、鼻涕黃黏、咽喉腫痛等。

如果孩子平時性情急躁、煩躁易怒、大便乾、手足心熱、喜食冷飲、食慾一般都比較差，睡覺時蓋不住被子，喜歡俯臥而睡，口唇發紅、舌質紅、舌苔少，就很可能是「上火」。針對這類陰虛火旺的孩子，建議通過中藥調理，根據肺熱鬱閉或陰虛肺熱等對症治療。

另外，平時要注意調養，給孩子適當多喝水、牛奶，讓孩子吃豆製品、瘦肉、雞肉等，另外還應多給孩子吃蔬菜和水果，既補充營養又能防止上火。

愉快、樂觀最養肺

過度憂傷會損傷肺臟

悲與憂均屬肺志，是與肺密切關聯的情志。《黃帝內經》中有「憂傷肺」，意思是說人過分憂傷、悲哀就會嚴重損傷人體肺臟的功能，可引起呼吸氣短、懶言等。「憂則氣鬱」，人在強烈悲哀時，因悲而憂，肺氣宣降不利，會出現呼吸頻率改變、乾咳、氣短、音啞等症狀。反之，在肺虛，或宣降運動失調時，身體對外來非良性刺激的耐受力就會下降，易於產生悲憂的情緒變化。

《紅樓夢》中我們都知道林黛玉最終香消玉殞，而其實與她終日多愁善感、鬱鬱寡歡、長期悲傷的精神狀態有著直接的關係，也是「憂傷肺」的一個證明。

快樂情緒能讓人走出憂傷

根據《黃帝內經》的情志相勝法，喜勝憂，快樂開心的情緒能使人走出憂傷。常言道，笑一笑十年少，因此，建議大家可以多看看喜劇，保持心胸開闊，平時要重視思想修養及精神調養，客觀對待周圍事情的變化，經常使自己的精神面貌處在樂觀、愉快、安靜、平和之中，遇到悲傷的事情，無法排解時，找高興的事想一想，一喜之下，悲傷也就減輕了。另外，可以多做些運動，多參加集體活動，唱唱歌，打打球，轉移注意力，多交朋友，讓悲傷的情緒有傾訴和抒發的管道。

《儒門事親》記載了一則以喜治悲的醫案：

息城有一個官吏，聽到父親被土匪殺害，大悲而哭。不久，就感覺心痛，一天重似一天。一個月後，發現心窩部長了個酒杯大的硬塊，疼痛難忍，服了許多藥卻都沒有效果。於是向張從正求救。

　　張從正來到病人家中，正碰上巫婆在作法驅邪。於是張從正就學巫婆模樣，說話顛三倒四，動作怪異非常。病人素聞張從正是一代大醫，不料舉止如此，於是大笑。又想張從正畢竟是名醫，自己不可失態，便轉頭面向牆壁，實已忍笑不住。結果，一兩天之後，很神奇的病人就完全好了。

　　我們前面說過，喜只要不太過激烈，基本上是良性的情緒活動。因此，喜可以說是治療情志病的萬能藥。不論是憂、是怒、是思、是恐，都可一笑了之。這裡，我們再說個以喜治憂的故事。

　　據《儒門事親》記載：

　　有個婦人生了怪病，大怒不止，不吃不喝，罵人不說，還時時要提刀殺人。家人請了很多醫生來治，半年的時間過去了，都沒有什麼效果。於是便請張從正來看看。張從正仔細觀察之後，說：「這個病用藥是治不好的。」

　　於是，他找來兩個娼妓，讓她們化妝成戲子的模樣，病人見了大笑。第二天，他又讓兩個娼妓相互摔跤，病人看後又大笑。他還讓兩個食量大的婦女坐在邊上吃飯，並一個勁地說這飯有多麼好吃，病婦聽後也開始嘗試著吃幾口了。

　　一連幾天，張從正都讓人想辦法引病人大笑，果然不久，病人就痊癒了。

老年人隔三岔五地訪訪老棋友，殺上幾盤，或作為旁觀者看看他人廝殺，過過「棋癮」，是秋季養生的好方法。

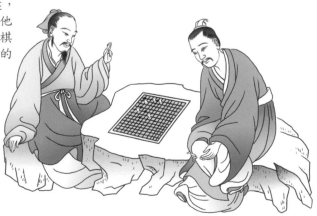

五禽戲
養生圖

步驟二

兩掌向上舉至頭前上方，掌
心向下，指尖向前。身體微
前傾，提肩，縮項，挺胸，
塌腰；目視前下方。（圖②）

③

步驟三

兩腿微屈下蹲；
同時，兩掌相疊、
保持水準，下按
至腹前；目視兩
掌。（圖③）

①

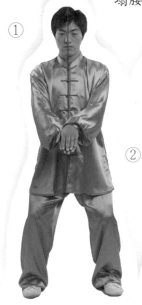

②

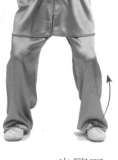

⑤

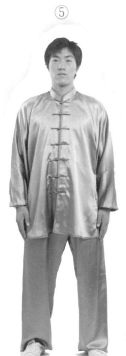

步驟五

左腳下落，兩腳
開步站立，兩手
自然垂於體側，
目視前方。（圖
⑤）方向相反，
再做一遍。然後，
將上述動作重複
三遍。

步驟一

兩腿打開，微
屈下蹲，兩掌
於腹前相互交
疊。（圖①）

步驟四

身體重心右移；
右腿蹬直，左腿
伸直向後抬起；
兩掌左右分開，
手掌變「鳥翅」。
（圖④）

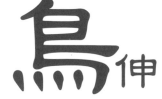

鳥伸

養腎
腎為先天之本

腎屬水，爲生命之根，大樹再茂盛也要藏住根。藏得住，用的時候才拿得出，所以腎主封藏。人體的先天之精源於父母，後天之精是脾胃等臟器化生水穀精微所得，而這一切都封藏於腎，用於人的生長、發育、生殖，腎精充足，男性才會骨骼強盛，耐力持久；女性表現爲心靈手巧，心性通透，做活精巧。養腎最好的時機是冬季，生命也像自然界一樣，適時地潛藏生機，養精蓄銳，本能厚積薄發。

腎，作強之官

《素問‧靈蘭秘典論》記載，「腎者，作強之官，伎巧出焉。」但是很多人看到腎為「作強之官」時，大惑不解。其實我們祖先在這裡給人留下了一個玄機和秘密。

我們都知道人類有精神生活、物質生活及性生活三大生活。在中醫裡承擔人的精神生活是心與肝，而人的物質生活中最重要的吃和穿，則由脾主管吃，肺負責穿，那麼性由誰做主呢？這顯然就是腎的任務了。作為中醫學的奠基之作，以呵護人生命為己任的《黃帝內經》，是絕對不可能忽略性這一人類生命最重要的功能，只不過古人在用詞遣句時，比較含蓄和隱晦一點而已。

其實，前人在為《黃帝內經》註解時，早已指出「惟腎為能作強，而男女構精，人物化生，伎巧從是而出」；「強於作用，故曰作強。選化形容，故云伎巧。在女則當其伎巧，在男則正曰作強」。所以這裡所謂的強，就是弓箭，要拉弓射箭首先就要有力氣，非常清楚就是指人在性興奮時需要的強度和力度；伎，則是性活動中技能和動作的意思；巧，為技巧，為性愛的方式和協調性。而人物化生，選化形容，更是直接指向了腎造化生命的功能。

試想一下在人的諸多功能中，又有什麼比性更需要高強度的能量輸出，複雜多變的技巧和技術動作呢？而這一切按照中醫的說法，都是由腎在充當主角。五臟中腎主生長、發育與生殖，所以只有腎氣充盛，人才能筋骨強健、動作敏捷、精力充沛，去完成自己的生殖孕育功能，延續生命。我們常說人有兩大基本慾望，食慾與性慾。中醫稱人有兩大本，先天之本在腎，後天之本在脾，食與脾相對應，性則與腎相對應。

腎藏精氣，供養臟腑

《素問‧六節藏象論》中說：「腎者，主蟄封藏之本，精之處也。」五臟中腎的主要功能是藏精，即貯存和封藏人體中的精氣。

腎的所藏之精，從其功能而言，有廣義和狹義之分。廣義者，泛指體內所有的精華物質，如氣、血、津液、水穀精微等，統稱為精氣；狹義者，則專指人的生殖之精。

從其來源而言，精有先天和後天兩種，先天之精來源於父母，後天之精由脾胃等臟器化生水穀。就像我們人的生命，首先由先天之精所孕，隨後又不斷得到後天之精的充實和滋養。所以在中醫裡精是構成人體和推動人體生命活動的基本物質，就如《素問‧金匱真言論》所說：「夫精者身之本也。」

人體中的氣血津液等精華物質，在其充盈豐盛時，可貯存和封藏於腎中，所以《素問‧上古天真論》說腎「受五藏六府之精而藏之」；而當人體需精供養時，腎又會將其所藏之精，化生為氣、血、津液，重新回饋於五臟六腑，以滿足人體新陳代謝和各項生理活動的需要。它們之間，相互依存、循環往復、生生不已。

腎精所化之氣，能促進身體的生長、發育和生殖，直接決定人的生長、發育和生殖能力的強弱。當人年輕時，腎中精氣旺盛充沛，男子就能排出精液，女子月經可按時來臨，以繁衍生殖後代。而進入老年後，隨著腎中精氣的日漸衰退，人的性機能和生育能力，便會逐步下降直至消失。

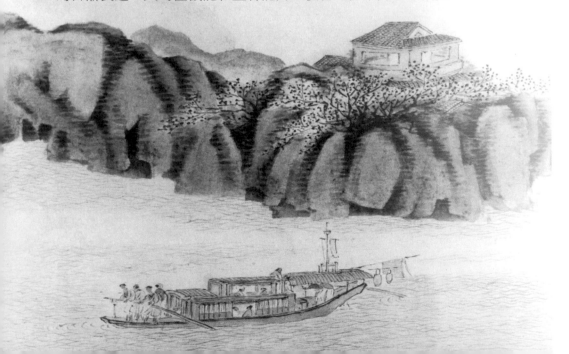

腎決定人的生殖功能和大小便的排泄

《素問・金匱真言論》說：「北方黑色，入通於腎，開竅於二陰。」二陰，即前陰、後陰，它們在中醫中皆屬腎之竅。

前陰是男女外生殖器與尿道口的總稱，其主要功能是排泄人的尿液，男子釋放精液，女子月經下洩、分娩胎兒；後陰則是指肛門，體內的糞便糟粕經此排出。由此可見，人的生殖功能，以及尿液和糞便的排泄，其控攝權有相當一部分是在腎。

由於腎藏精，為封藏之本，腎的固藏功能強弱，直接影響尿道、陰道、肛門的開洩與閉合；所以中醫治療小便失禁或癃閉，大便排泄異常，以及男性遺精、早洩、女子帶下等病症，常從腎著手，其依據就在此。

腎為水臟，能調節體內水液

《素問・逆調論》稱：「腎者水藏，主津液」，因而中醫認為腎主水，具有主持和調節人體水液代謝的作用。

人體中的水液主要由脾胃攝入，然後通過脾的運化上輸於肺，其中一部分受到衛氣溫煦，轉成汗液而滋養皮膚；其餘則由肺氣肅降下行於腎，再經過腎的氣化功能，或化為尿液由膀胱，或混雜於糞便由肛門排出體外。在這水液的代謝、敷布、運輸過程，有相當一部分可再由腎吸收保存於體內，以濡養五臟六腑、四肢百骸。

雖說在人體水液的代謝中，涉及到脾、胃、小腸、大腸、肺、三焦、膀胱、腎等諸多臟腑，但腎的作用十分重要，這其中就包括了腎陽的蒸騰、氣化，腎陰的滋生、閉合，故中醫一直有著「腎陽為開」、「腎陰為合」的說法。人若是沒有腎陰腎陽的平衡與調節，水液的開合就會出現紊亂。

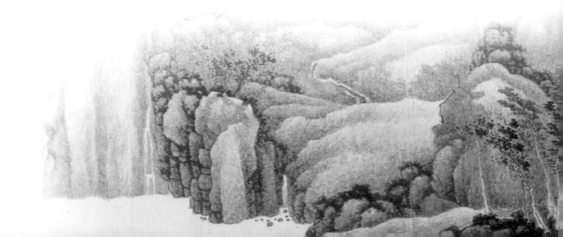

想長壽，就要讓「生命之根」強壯有力

　　中醫認為，腎為先天之本，是生命之源。人體的陽氣主要是與生俱來的，所以跟秉賦有很大關係。人體陽氣的盛衰往往跟腎氣的盛衰有密切關係。所以，人的生殖、生長發育、體質強弱、壽命長短都與腎臟有關。

按照腎臟生、長、衰、老週期調養

● 女子以 7 年為一個週期，7 個週期後生殖功能喪失

　　《素問・上古天真論》中說：「女子七歲，腎氣盛，齒更髮長；二七而天癸至，任脈通，太衝脈盛，月事以時下，故有子；三七，腎氣平均，故真牙生而長極；四七，筋骨堅，髮長極，身體盛壯；五七，陽明脈衰，面始焦，髮始墮；六七，三陽脈衰於上，面皆焦，髮始白；七七，任脈虛，太衝脈衰少，天癸竭，地道不通，故形壞而無子也。」

1　腎氣開始充盛，於是換牙，頭髮生長快。

2　漸長的腎氣迎來了質的飛躍，於是任脈和太衝脈氣血旺盛起來，女子開始產生月經，具備生育能力。

5　陽明經的氣血開始衰弱，女子面色漸漸失去光澤，並開始掉頭髮。

6　三陽經脈的氣血都很少了，臉上皮膚乾燥枯焦，頭髮也開始由黑變白。

3　腎氣充盛，可以輕易布滿全身，於是智齒長了出來。

4　筋骨強健有力，頭髮生長達到最茂盛的階段，此時身體最為強壯。

7　任脈和太衝脈氣血不足，腎氣衰弱，無以支援生殖功能，於是女子就絕經，不能再生育。

● 男子則以 8 年為一個週期，8 個週期後生殖功能喪失

「丈夫八歲，腎氣實，髮長齒更；二八，腎氣盛，天癸至，精氣溢寫，陰陽和，故能有子；三八，腎氣平均，筋骨勁強，故真牙生而長極；四八，筋骨隆盛，肌肉滿壯；五八，腎氣衰，髮墮齒槁；六八，陽氣衰竭於上，面焦，髮鬢頒白；七八，肝氣衰，筋不能動，天癸竭，精少，腎藏衰，形體皆極；八八，則齒髮去。」

1 腎氣漸漸充盛，和女子一樣，換牙、長頭髮。

5 腎氣開始衰弱了，牙齒乾枯，頭髮脫落。

2 腎氣充盛，生殖條件成熟，精滿自溢，出現遺精等生理現象。

6 陽氣衰少，面色枯焦，髮鬢斑白。

3 腎氣旺盛，充滿全身，智齒完全長出，這個時段的小夥子筋強骨壯。

7 肝氣開始衰弱，身體已經是一派老態，走路也很吃力，腎氣衰弱。

4 男子的身體發育達到頂峰，肌肉結實，身強力壯。

8 牙齒掉光，頭髮也很少，精血枯竭，身體開始毛病不斷。

這是《素問·上古天真論》更細緻的分段方法，著眼於齒、髮、生殖、發育能力強弱的過程，點出了男女的差別。養生保健時，要根據各個年齡段的特點，分別調護；忽略各階段的特點，任性而為，就容易導致身體損傷。

比如男女雖然都在第二個週期就已經具備了生育功能，但是直到第三個週期時，腎氣才能「平均」，也就是可以布滿全身，身體的各個器官才完全發育成熟，因此，結婚不宜過早，而應選在男女的第三個週期。

又比如生育，最好選在第四個階段，因為男女雙方的生殖能力都達到了頂峰，腎氣充盛，精血充盈，既易受孕，孕期中又有身體上的保證。此時受孕所生之子也必然活潑健康。

守護好腎中精氣

《靈樞‧經脈》云：「人始生，先成精，精成而腦髓生。」《靈樞‧本神》中曰：「故生之來謂之精，兩精相搏謂之神。」因此中醫一直將精視為人生命得以孕育、生存、延續最重要的物質基礎。

精在人體中的作用非常廣泛，首先，精可化氣，因而腎氣的充盈與否，決定著人生、老、病、死的整個生命過程。其次，精可生髓，髓者上聚於腦，而成「腦為髓海」；髓者藏於骨中，以「腎主骨」。再者，精能化血，血能化精，精血互生互化。所以中醫認為「精宜藏而不宜洩」。最後，藏精之腎，乃人的先天之本、生命之根，它藏真陰而寓元陽，封藏是其最重要的生理特徵。為此有人甚至提出「腎無實不可瀉」，就是說腎主封藏，精藏於內不可瀉，以防真氣洩漏。

在臨床上，凡精氣充沛者，則生命力大多比較堅強，氣血旺盛，衛氣彪悍、肌腠固密，邪不易侵；相反，精氣不足者，生命力常常較為虛弱，氣血不足、衛氣不固、肌腠疏鬆，邪易入侵。故前人稱「足於精者，百病不生，窮於精者，萬邪蜂起」，所以，人若是想抵禦病邪侵襲，首先就要藏精強腎。

故古人曰：「冬不藏精，春必病溫。」意思是說，人們在冬天時，如果沒有守護好腎中的精氣，導致腎中的精氣被嚴寒所傷，那到了來年的春天，就很容易被病邪所感，而引發疾病。

點燃腎中一團「火」

人的生命起源於腎，生長發育根繫於腎，所有的生理活動皆離不開腎，尤其是被古人稱之為真陽、真火的命門之火，作為人體陽氣的根本，對體內各個臟腑、器官、組織，都起著推動、溫煦、興奮、氣化的作用。

雖然五行中腎屬水，但由於腎乃陰陽之根，所以在腎之中，還隱藏著人的元陰、元陽，元陰屬水、元陽屬火，故腎又被稱為「水火之臟」。而這藏匿於腎中的元陽，在中醫中還有一個名字叫「命門」，即生命之門的意思，它是人體生命之火起源和居住的地方，腎陽之氣都匯聚於此，因而命門之火，實際上指的就是腎中的陽氣。所謂補益命門，其實就是益腎壯陽；在臨床上命門火衰與腎陽虛弱，其症狀也是大同小異，滋補命門之藥，大多就是補腎壯陽的藥物。

　　如人的血液、津液、水穀精微，都需要得到命門真火的推動、蒸騰、氣化，方可正常地運行於全身。故所謂腎陽旺，全身之陽皆旺；腎陽衰，全身之陽皆衰；腎陽滅，全身之陽皆滅；所以中醫前輩們，將人的命門之火比喻為「一丸紅日」。

　　人如果失去這團火，能量不足、溫煦無力，身體的新陳代謝等生理活動就會降低，甚至停止。由於人體中心為五臟之首，五行屬火，故心被稱為君火。而命門則藏匿於腎，為腎陽之火，為了與心火加以區別，將其稱之為相火。中醫認為，命門之火（相火）宜潛不宜露，平常多藏於腎中與腎陰相協調，共同運作而發揮作用。

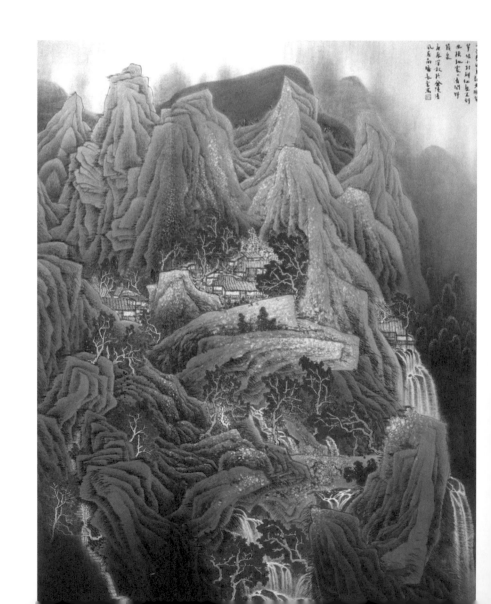

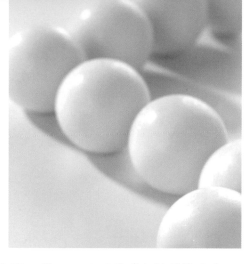

很多人都誤用「六味地黃丸」

中醫認為，腎有二臟，左者為腎，屬水主陰，右者為命門，屬火主陽。因而不管是補陰還是補陽，皆應令陰精或元陽（相火）得歸其原作為宗旨。所以中醫治腎時，有時即便相火已動，仍會使用肉桂等溫熱之藥，這稱為「引火歸原」。

在中醫中，不論養生保健，疾病治療，其希望達到的最高境界就是人體的陰陽平衡，也就是《黃帝內經》中所說的「陰平陽秘」那種最佳的和諧狀態。世上萬物陰陽皆相伴相存，獨陰不生、孤陽不長，尤其是腎作為人體的陰陽之根，水火之臟，腎陰腎陽，相互依存、相互制約，才能維持人體的動態平衡。因而補腎時，一定先要辨明陰陽，有針對性地進補，否則不僅無益於健康，反而有害身體。

現如今很多人將「六味地黃丸」視為保健品，經常服用，實乃誤用。因為「六味地黃丸」為滋補腎陰之藥，主要針對腰膝酸軟、五心煩熱、盜汗、小便短少、大便秘結、舌紅少苔、脈細數的腎陰虛患者。若是面色白或黧黑，腰膝酸冷、精神不振，遺尿浮腫、五更洩瀉、舌淡苔白、脈沉遲的腎陽虛患者，根本不能服用，反應服用「附桂八味丸」或「金匱腎氣丸」。

由於腎為水火之臟，陰陽之根，所以在腎虛中，還有不少是陰陽兩虛患者，即便是純陰虛或純陽虛的，按照中醫「陰陽互根」的原理，「善補陰者，須陽中求陰；善補陽者，須陰中求陽」。

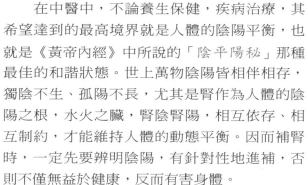

六味地黃丸對頭暈目眩、耳鳴、口乾舌燥、手足心熱等症狀的腎陰虛患者最對症。

居家診測腎狀況

五法自測腎健康

對照下表，如果一週內有 3～4 天出現了下列症狀，就在對應症狀前的方框劃上「✓」。若出現了 6 個以上的「✓」，則說明腎已經抗議了，這就提示你需要好好調養自己的腎了。

診法	症狀	可能問題
面診	□ 舌質淡苔白	腎氣虛
	□ 面色白或黑中帶黃	腎陽虛
	□ 舌質淡苔白膩或白滑	腎陽虛
	□ 咽乾顴紅	腎陰虛
	□ 舌紅少津	腎陰虛
	□ 面色黑	腎陽虛
足診	□ 足心發熱	腎陰虛
望	□ 精神不振	腎氣虛
	□ 頭昏乏力	腎氣虛、腎陽虛
	□ 精神萎靡	腎陽虛
聞	□ 喘息	腎氣虛
	□ 聲音低弱	腎氣虛
問	□ 小便多	腎氣虛
	□ 夜尿多	腎氣虛、腎陽虛
	□ 腰酸膝軟	腎氣虛
	□ 畏寒肢冷	腎陽虛
	□ 腰膝以下發涼	腎陽虛
	□ 小便清長	腎陽虛

問	☐ 性功能下降	腎陽虛
	☐ 精冷陰涼	腎陽虛
	☐ 滑精帶下	腎陽虛
	☐ 大便稀溏	腎陽虛
	☐ 下肢浮腫	腎陽虛
	☐ 頭暈耳鳴	腎陰虛
	☐ 失眠多夢	腎陰虛
	☐ 腰酸膝軟	腎陰虛
	☐ 夢遺帶下	腎陰虛
	☐ 陽強易舉	腎陰虛
	☐ 潮熱盜汗	腎陰虛
	☐ 五心煩熱	腎陰虛

腎臟疾病症狀與解析

症狀	解析
水腫、小便不利	因為腎主水，水的排泄靠腎氣，若腎陽虛衰，膀胱氣化不利，則水濕內停而水腫
喘息	因為腎主納氣，腎能幫助肺吸氣，所以當腎虛不能納氣時，就會出現喘息的症狀
耳鳴、大便溏洩、小便困難、陽痿、早洩	因為肺主皮毛，而皮毛是人體抵抗外邪的屏障，所以肺氣虛弱的人，容易盜汗，並且易受外邪的侵犯而經常感冒
頭髮易脫落、枯萎、變白	因為腎開竅於耳，所以腎虛時會出現耳鳴等症狀；腎又開竅於二陰，所以腎氣不足則出現大便溏洩、陽痿、早洩症狀；腎功能減退就會出現小便困難的症狀

最傷腎的生活習慣

長時間不良坐姿，傷脊柱波及腎

　　五臟中腎藏精、精生髓，髓為骨之液，因而人的骨骼，特別是腰脊部位，均為腎氣所養，腎氣所管，《素問·宣明五氣》將這稱之為「腎主骨」。

　　我們人體之所以能夠長時間站立、行走、運動、工作，不跌倒，維持重力平衡；主要依靠的就是身體運動系統中的骨骼、尤其是脊柱的支撐。脊柱作為人體中最強大的骨性支柱，不僅承擔著支持軀幹負重、減少震盪，保護大腦、脊髓、內臟的作用。而且能靈活進行前屈、後伸、側屈、旋轉等運動功能。更為重要的是，由脊柱各個椎管自上而下縱向排列所構成的管道內，還分布著人體最重要的神經組織——脊髓，人體體表和內臟的神經組織，大多是從脊髓的神經節延伸而出，隨後再分布於四肢與軀體的。

● 脊為腎之路

　　現代醫學中脊髓所處的位置，就是中醫中督脈的主要循行路線，是督脈將人的大腦這個「髓海」，與生命之本「腎」緊密相連，因而中醫中有「腰為腎之府」、「脊為腎之路」的說法。所以傷人骨髓、脊柱者，看似病在骨髓、頸胸腰脊，實際上最終受到傷害的還是人的腎氣。

　　就如《素問·生氣通天論》中所說：「因而強力，腎氣乃傷，高骨乃壞。」因為按照中醫理論，人的骨脊均為腎精所化，它的生長、發育、修復，沒有一樣離得開腎精的滋養和充填。骨脊是腎氣向外的自然延伸和擴展，若骨脊為外力、疾病所傷，其症必然順勢而入，傷及於腎。

用腦過度消耗腎精

在以往農業社會、前工業時期，如果說人與人之間的競爭，更多地是依靠金錢和體力的話，那麼在現代信息社會、後工業時代，人與人的競爭，除了金錢之外，更重要的是智力的運作，智慧的搏擊。因為在如今，人們完全可以在沒有強盛體力支撐的條件下，借助現代化的工具設施，完成相當複雜、非常費力的工作。

現代人的工作模式以腦力勞動為主，他們需要讀更多的書、需要十分豐富的知識積累、資訊來源，以及敏捷的思維、分析、判斷、反應能力，良好的智商、情商、心理素質。此時大腦便成了現代人生活、工作，乃至愛情婚姻等成功與否的關鍵，所以在現代人的身體中，消耗最大、最疲勞、最需要營養的是大腦。

長期以來，中醫一直將人的神智、思維、意識功能的主要部分歸之於心，而現代科學的研究發現，人的這種功能是歸屬於大腦的。但其實這並不矛盾，因為中醫稱「腦為髓海」，髓生於腎，神作為人體生命活動的最高形式，它的物質基礎就是精和血。精歸腎藏，血由心主，由精所化；因而精神，是精在前，神在後，先有精，後有神。況且人的心智和神明，還需要心腎相交、水火既濟，才能正常運行。

所以，中醫認為用腦過度，除了可傷心耗血之外，對腎的傷害也非常大，因為精能化氣、氣可化神，人若是勞神過度，就會耗精傷腎。

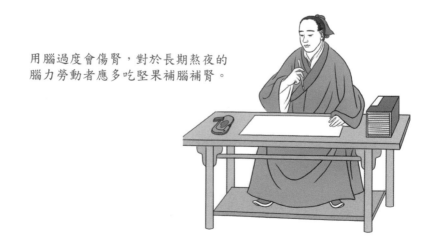

用腦過度會傷腎，對於長期熬夜的
腦力勞動者應多吃堅果補腦補腎。

過食鹹味，易傷腎陽

現代研究發現：在鹹味食物中大都含有比較多的鈉離子和鉀離子，如食鹽的主要成分就是氯化鈉。人體中鈉離子和鉀離子的存在與平衡，對於維持水液的滲透壓、肌肉的收縮、心電和神經傳導，都有十分重要的意義。

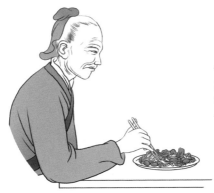

食鹽會阻礙腹水消退，使病情加重，尤其是患有肝腹水的人，一定要少吃。一般而言，心血管疾病患者每天食鹽的食用量最好低於 3 克。

中醫認為，五味中鹹味入腎，因而攝入適量的鹹味食品和藥物，有助於增強人的腎氣。但過食鹹味，也會損傷人的腎氣，甚至引發各種疾病。《素問·生氣通天論》中記載，「味過於鹹，大骨氣勞，短肌、心氣抑」。這其中的大骨指的就是腎，因為中醫中腎主骨；所以這段話的意思就是說，人若過食鹹味，會導致腎氣、骨骼的受損，出現肌肉萎縮無力、胸悶心悸等異常。

從現代臨床而言，人的口味如果過重，大量進食高鈉過鹹食品，會導致體內的水鈉滯留、血管硬化、血壓增高等一系列病症。中醫認為，腎為水臟，人體的水液都必須依賴於腎與膀胱的氣化功能，方可正常代謝與排泄；而鹹味過重，則會導致體內水液積聚，增加腎氣耗損；尤其五味中鹹味屬陰，為寒水之性，因此鹹味過重，最容易損傷的就是腎中陽氣，並衝剋心中之火。

而《黃帝內經》認為「陽氣者若天與日，失其所，則折壽而不彰」，所以一旦人的腎陽受損、命門火衰，心火受到壓抑，氣血、津液的循環，就會出現紊亂與失調，滋生疾病。此時，就應減鹹增苦，以平衡水火兩臟；或食辛熱，以宣肺氣、通調水道、充實腎氣。

黃帝內經 對症養五臟

178

禁慾和縱慾都有損腎臟健康

晉代葛洪在《抱朴子》一書中寫到：「人復不可都絕陰陽，陰陽不交，則坐致壅閼之病，故幽閉怨曠，多病而不壽也。任情肆意，又損年命。唯有得其節宣之和，可以不損。」意思是說，兩性結合是必要的，如果一個成年人總是沒有性生活，就會產生壅滯鬱結之類的疾病，所以被施以「幽閉」刑罰的人以及未婚或失偶的人，一般都會多病，並最終早亡。

● 禁慾易滋生許多疾病

「怨曠」就是怨女曠夫的簡稱，女子成年沒丈夫稱為怨女，男子成年沒有妻子稱為曠夫。《孟子・梁惠王上》寫了孟子的大同理想，其中也包括「內無怨女，外無曠夫」。

幽閉則是古代一種針對女性重犯人的宮刑。孔安國注《尚書》時說：「宮，淫刑也，男子割勢，婦人幽閉，次死之刑。」

古代針對男子的宮刑是割除其陰莖與睪丸，因此不會再有性慾；對於女子的宮刑又稱為「椓」，是人為造成子宮脫垂，導致其不能交合，但並不會因此喪失性慾。幽閉怨曠的共同特點是生理慾望無法得到滿足，因而常常滋生出許多疾病來，如子宮肌瘤。

● 縱慾過度，洩漏腎精

如果性生活不節制，縱慾亦會損傷身體，縮短壽命。因為腎為「精之處也」，它「受五藏六府之精而藏之，故五藏盛，乃能寫。」也就是說人的「作強」功能（性欲的滿足），是以健康的身體（五臟盛）為基礎，只有身體強盛之時，精方可瀉。不然就會像晉代大醫學家葛洪，在《抱朴子》一書中所寫的「任情肆意，又損年命。唯有得其節宣之和，可以不損」。故中醫認為，陰陽相合為人之本能，人不可絕陰陽，陰陽不交必生壅滯；但陰陽交合、釋放性慾、宣洩精液，須適度有節，切不可縱慾。

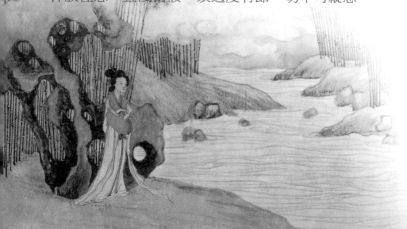

● 適度保持性生活頻率

現代醫學研究發現，由於性交時人的整個身體，都處於高度興奮狀態，神經、內分泌、循環、生殖、運動各大系統，協同配合、全力以赴，能量消耗比較大。因此，大病初癒、身體疲憊之時，久病體虛之人，若性生活過於頻繁，不僅會導致人的神經、內分泌、免疫等功能失調與紊亂，還會誘發生殖等臟器的病變，損傷身體的健康。

其實，唐代著名醫學家孫思邈早已提醒人們注意：「恣其情慾，則命同朝露也」，「欲固壽命之原，莫先於色慾之戒也」。

禁慾會「坐致壅滯」，產生疾病；縱慾又會損耗精氣，對身體健康不利。那麼什麼樣的性生活頻度才是合適的呢？對此，孫思邈在《備急千金要方》中有所提及，他說：

「御女之法能一月再洩，一歲二十四洩，皆得二百歲，有顏色，無疾病，若加以藥，則可長生也。人年二十者，四日一洩，三十者八日一洩，四十者十六日一洩，五十者二十日一洩，六十者閉精勿洩，若體力猶壯者，一月一洩。」

也就是說，如果想長生不死，一個月兩次的性生活是合適的。但長生不死畢竟是很虛枉的事，未可當真。但是，孫思邈從 20 歲開始性生活頻度逐漸降低的觀點，與現代的認識是一致的。而考慮到身體狀況以安排性生活，也是很科學的。所以，孫真人所說的性生活頻度可以作為參考，但不必過於苛求自己嚴格遵循。

年齡	性生活頻率
20 歲	4 日
30 歲	8 日
40 歲	16 日
50 歲	20 日
60 歲	30 日或閉

喝醉後行房事易腎虛

《素問‧上古天真論》說：「以酒為漿，以妄為常，醉以入房，以欲竭其精，以耗散其真，不知持滿，不時御神，務快其心，逆於生樂，起居無節，故半百而衰也。」

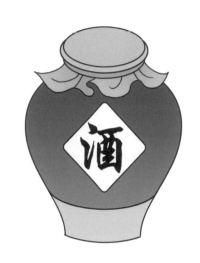

意思是說，把酒當水喝，把不正常的活動當作正常活動來做，喝醉之後行房事，慾望和嗜好耗散了精氣，不懂得養生應當謹慎小心，不明白根據季節變化來調節自己的精神，一味追求感官的愉悅，背離了養生之道，生活起居亦沒有節制，所以五十歲的時候就衰老了。

《黃帝內經》中列舉了日常生活中對養生不利的幾件事，「醉以入房」是其中最須警戒的。「入房」就是指性生活，酒醉後的性生活是應該禁止的。酒由糧食釀造而成，來源於其中最精微的部分，性質最烈，因此酒入人體中，導致人體氣血運行的變化，這使得飲酒之人自我感覺良好，勇氣倍增，過高地評價自己。而房事養生要求的首要條件就是依據身體情況量力而行，飲酒之人過高評價自身的身體狀況，這就很容易陷入縱慾，損傷身體也就在所難免了。

另外，酒能引起人體氣血分布的變化，使氣血趨於體表而使體內空虛。而房事活動主要是由肝、腎兩臟來支配，飲酒後肝、腎正自空虛，如果此時行房事，力有不及不說，還會使虛者更虛，這可是養生的大忌。因此，乘酒縱慾正是中醫理論體系中重要的病因之一。

《金瓶梅》中寫西門慶之死，死因是「脫陽」，而導致西門慶「脫陽」的直接原因就是「醉以入房」。平常人一兩次「醉以入房」，損害可能不會十分明顯，但是日積月累之下，也極有可能引發重疾。

一日中養腎最好的時間
下午 5 點到 7 點

每天下午 5 到 7 點，屬十二時辰中的酉時，又稱日落、日沉。酉，是指萬物到了此時都會收斂。在天干地支中，酉位於正西方，五行中屬金。太陽清晨從東方升起，傍晚從西方落下。

按照十二時辰與十二經脈的相配規律，這時候人體的氣血就如同在外奔忙勞累了一天的人，回家休養生息。申時與膀胱經相配，膀胱為腑主通主瀉；酉時與腎經相合，腎為臟主收主藏。所以到了酉時，人應減少工作，才能將一天吸收運化所得的氣血精華儲存起來，封藏於腎以備明日之用。

守住腎氣不外瀉

現在不少人的養生觀念，只關注於「補」，卻忘記了「守」，這是不對的。如果只是一味地進補，卻毫不珍惜已有的精氣，揮霍無度，即使你補得再多，那也是一個無底洞。就拿腎中所藏之精來說，其來源有二，一是來自於父母的先天之氣，它隨著年月的流逝會越來越少；二是來自於脾胃由水穀精微化生的後天之氣，即便它可源源而來，但也得脾胃運化正常、腎氣收藏才行。因而人的身體除了補之外，還需要守，需要藏。

酉時喝水，洗腎清膀胱

在下午 5 點前喝水，可以清理膀胱，因為那時是身體的排泄高峰。到了 5 點後，如果能再補充一杯水，則可以完全清除膀胱裡殘餘的垃圾，減少尿液中的垃圾在腎臟的沉積，進而能夠達到同時清理腎臟和膀胱的雙重功效，全面保護我們的身體。

黑色食物最養腎

五行中黑色主水，入腎，因此，常食黑色食物可補腎。黑芝麻、黑木耳、紫菜等的營養保健和藥用價值都很高，它們可明顯減少動脈硬化、冠心病、腦中風等疾病的發生率，對流感、慢性肝炎、腎病、貧血、脫髮等均有很好的療效。

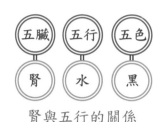

腎與五行的關係

五臟	五行	五色
腎	水	黑

發酵後的黑豆，補腎效果最佳

在植物中大豆的營養價值非常之高，有著「植物肉」和「綠色乳牛」之稱，更特別的是，它的形狀非常像人的腎臟，尤其是黑豆，色黑、屬水、入腎，被人讚譽為「腎之穀」。

根據中醫文獻記載，黑豆，味甘、性平，可入脾、腎兩經，具有補腎強身、健脾利水、調中下氣、活血消腫、烏髮潤膚、抗衰老等多種功效，特別適合腎虛者，或脾腎兩虛者食用。如果按照「腎，其位在北，其色為黑，其味為鹹，其氣為腐」的理論，食用經過發酵後的黑豆、豆腐，補腎效果最佳。

● 食用妙方

核桃補腎粥

● **材料** 核桃仁 30 克，蓮子、山藥各 15 克，巴戟天 10 克，鎖陽 6 克，黑豆 15 克，粳米 30 克。

● **做法** 黑豆泡軟，蓮子去芯，粳米淘淨，桃仁搗碎，巴戟天與鎖陽用紗布包好，同入砂鍋中，加水適量，小火煮至米爛，粥成，撈出布包，調味即可，酌量食用。

● **功效** 可補腎壯陽、健脾益氣。

選購黑豆以豆粒完整、大小均勻、色澤烏黑為最好，表面有研磨般光澤的黑豆不宜選購。

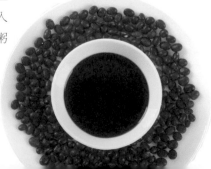

黑芝麻，益腎防衰老

五臟中，心為君主之官、主人神明，受血而養，同時，腎又藏精、生髓上輸於腦，而成「髓海」。因而，作為人體生命運動最高形式的「神明」，其最重要的物質基礎就是精和血，而且精能化血，所以中醫認為凡能補腎生精者，都可滋養人之大腦，其中最為著名的補腎佳品就是黑芝麻。

黑芝麻，性味甘、平，入肝、腎、大腸三經，具有滋補肝腎、益腦生髓、養血明目、生發增乳、潤腸通便、止咳平喘等功效，在臨床上多用於肝腎虛虧、頭暈耳鳴、失眠健忘、鬚髮早白等症。據研究報導，黑芝麻中含有非

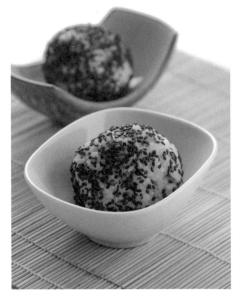

黑芝麻的油性較大，吃加工熟了的更健康。

常豐富的卵磷脂成分，它是構成人大腦神經組織和腦脊髓的主要成分之一，所以經常食用黑芝麻可健腦益智，是有充分科學依據的。

我國第一部藥物學專著《神農本草經》中稱芝麻「主治傷中虛羸，補五內，益氣力，長肌肉，填髓腦。久服輕身不老」。李時珍在《本草綱目》中有「服至百日，能除一切痼疾；一年，面光澤不飢；二年，白髮返黑；三年，齒落更生……」的評論。

此外，黑芝麻中還含有較為豐富的不飽和脂肪酸、蛋白質、微量元素、芝麻素，芝麻酚、固醇等營養成分。尤其是它所含的維他命 E，更是高居植物性食品之首，在營養學中被稱為人體的「青春維他命」，具有抗衰老、抗氧化、抗輻射，降低血脂、降低膽固醇、預防動脈硬化等作用。

● 食用妙方

芝麻胡桃奶

材料 黑芝麻、胡桃仁各 25 克，牛奶 250 克。

做法 芝麻、胡桃仁炒香，搗細放入牛奶中，煮沸即可飲用。

功效 可滋補肝腎、益精補虛，適用於肝腎虧虛之近視眼。

烏骨雞，補腎養顏佳品

雞肉味道鮮美爽口，被人稱為「食補之王」，其中烏骨雞更是「雞中之上品」，它不僅營養價值極高，而且具有一定的醫療保健作用。如前人在《本草備要》中說烏骨雞「補虛勞甘平。雞屬木，而骨黑者屬水，得水木之精氣，故能益肝腎，退熱補虛。」

中醫認為，有內才形於外，皮膚肌表是人體健康的一面鏡子，只有體內氣血旺盛，人方能容顏不衰。女性屬陰，在其一生中經、帶、胎、產，沒有一樣離得開陰血的滋養，故有女子「以血為本」的說法。

人體中血藏於肝，由腎精所化，五行中肝木又依賴腎水的涵養，所謂「肝腎同源」即是此意。所以女性美容養顏，必須由內而外，而調內者，重在補腎精、養肝血。烏骨雞性平、味甘、無毒，入肝、腎兩經，正好具有補肝腎、益精血、退虛熱、調月經、止白帶等功效，因此對於女性而言，它是一味難得的滋補佳品，《本草綱目》中即稱它可「益產婦，治女人崩中帶下」。

● 食用妙方

烏骨雞補腎湯

材料 烏骨雞 1 隻，金櫻子、枸杞、鉤藤、雞血藤、毛狗脊各 15 克，蔥、薑、料酒、鹽各適量。

做法 烏骨雞洗淨，去除內臟；將金櫻子、枸杞、鉤藤、雞血藤、毛狗脊用水沖淨，並用紗布包好，放進雞腹中；再將烏骨雞放入砂鍋中，鍋中加入清水，接著加入適量蔥、薑、料酒，小火燉 1 小時左右，燉至雞肉酥爛後加鹽入味即可。

功效 可滋陰補腎，益氣養血。

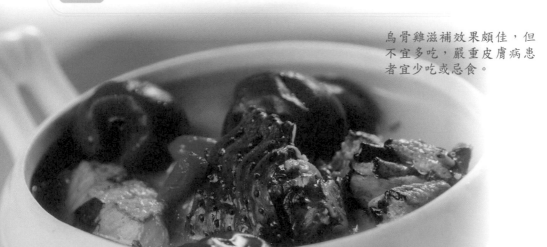

烏骨雞滋補效果頗佳，但不宜多吃，嚴重皮膚病患者宜少吃或忌食。

冬季是養腎好時機

四季中冬者「天地閉藏，水冰地坼」，主太陰寒水，為陰盛陽衰、萬物閉藏之季。故與五臟中屬水、主收藏的腎最為相合。特別是冬季中的「冬至」節氣，冬，為陰，至，極也、頂也，凡陰之頂端，乃陰寒之極，必是陽的起始，冬至過後更是進入了一年中最為寒冷的「九九」時段。

此時自然界中陰寒強盛，可導致人體內真陽閉藏、氣血內斂，身體很容易因陽氣不足、衛氣受遏，被嚴寒所傷，而誘發疾病、露出危相。《黃帝內經》中就說「冬三月，此謂閉藏」，意思就是冬季屬陰，易傷陽氣，人們務必要潛藏真陽，固護精氣。而潛藏真陽、固護精氣者，在人體之中非腎莫屬。

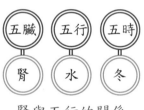

腎與五行的關係

冬至前後，最宜補腎氣

《周易正義》中稱「冬至一陽生」。中醫也將「冬至」視為陰陽轉換之樞紐。這時候陰氣已達最盛，陽氣開始萌發，所以選擇冬至前後補益腎氣，一方面有助於調整人體陰陽氣血的平衡。另一方面，冬季屬水、春季為木，而水能生木，故冬水足才能春木旺，所以民間一直流傳著「冬令進補，春天打虎」的說法，因此冬令補腎，一可補昔日腎之虛，二能壯未來肝之力。再說，冬為封藏之時，腎乃封藏之臟，兩者都有一個「藏」字，所以中醫認為一年四季之中，以冬令進補最為適宜。

多踩鵝卵石小道，能激發體內腎氣

足跟為少陰腎經起源之地，人若想要身體健康、延年益壽，養腎、護腎就要從「動足」開始做起。此時就應多外出運動，如在鋪設鵝卵石的健身小道上、公園的草地中，行走邁步以激發體內腎氣。因為在人體的十二經脈中，有六條在腳部交匯，所以足部保健穴位眾多，僅足踝以下便有 33 個經穴，特別是主管人體生長發育的足少陰腎經，就起始於足底湧泉穴處，所以多運動、多行走，多增加對足部的刺激，能發揮一定的保健養生與防病健身作用。

正常性愛也能補腎

古人云，腎主藏精，精滿則溢，精不滿則用損，精滿不用則會鬱。因此，無論是中醫西醫都一致認為，人的性生活不僅僅承擔著生育繁衍後代的功能，它還具有釋放體內能量、愉悅心情、保護人體健康等作用，所以一個人是否具有正常的性生活，並不是一個簡單的生殖問題，而是直接關係到身體生理、心理的重大問題。

在中醫中，如果食慾是脾胃功能是否正常的風向標，那麼性慾就是腎氣是否充盈的指示燈。中醫說腎主封藏，並不是說人的精氣，只能鬱積在腎中無所作為，其實人之所以能「作強」，這強的生理基礎就是精氣的旺盛，有了腎中精氣的旺盛，人才可能釋放精子和卵子，孕育生命。而且男女交合本身就是陰陽互感的結果，它會促進體內腎氣、元陰和元陽的互動與滋生。

現代研究發現，性愛能促進體內性激素分泌，釋放鬱積在生殖器內的某些物質，降低男性前列腺疾病的發生率；緩解女性痛經、乳房小葉增生、經前症候群等徵狀。因此，性生活作為人類最原始，卻又十分快樂有益的運動，在給人們帶來美妙享受的同時，它還能減少疾病的發生，延長人的壽命。

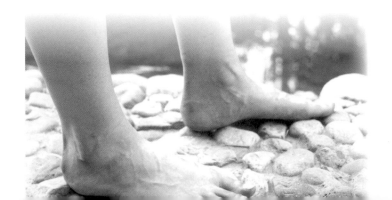

腎臟保健，穴位按摩功效大

酉時推揉腎經，補腎虛

《類經》中有這樣一段話，「故善養生者，必寶其精，精盈則氣盛，氣盛則神全，神全則身健」，而五臟中藏精者惟有腎，腎氣足、百病除，腎氣虛、百病欺。

腎作為人的先天之本、陰陽之本，它直接維繫著體內的陰陽平衡，因而人體養生保健的關鍵就是「固腎保精」，但補腎氣，並不一定要服用鹿茸、蟲草、龜板、鱉甲大補、猛補。如果只是一味地以藥食之品，補益腎氣絕非上策，正確的做法應該是辨以虛實、給予補瀉，注重腎陰腎陽的平衡與協調。

● 腎經的基本走向

它起於足小趾下方，隨後斜向足心，出足部舟骨粗隆下，沿著足內踝的後側，向上經小腿內側，出膝後方膕窩內側，上升至大腿內後側，再通過脊柱，屬於腎、絡於膀胱。其餘分支還散布於胸腹部任脈的兩側，所過之處有人的泌尿、生殖、神經、呼吸、消化、循環多個系統的器官和組織，是人體中聯繫臟腑最多的經絡。

腎虛了怎麼辦？教您一個不花錢的養腎方法：每天酉時開始，或站或坐都行，隔著外衣，手握空拳或用手掌輕輕推揉腎經。

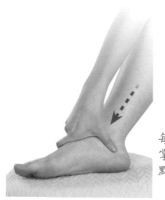

腎經在足小趾與膀胱經銜接，聯繫的臟腑器官有喉嚨、舌，屬腎，絡膀胱，貫肝，入肺，絡心，在胸中與心包經相接。絡脈從本經分出，走向足太陽經，通過腰脊背，上走心包。

每天酉時，手握空拳或用手掌自上而下推揉腎經，可重點推揉照海穴等腎經要穴。

「照海」讓你告別咽痛和失眠

照，寓意著燈火照耀；海，則是水多的意思。因為體內的腎經之水從湧泉、太溪等穴一路而來，在此穴大量聚集後，急需得到腎陽的蒸發和推動，方能繼續向上。所以孫思邈在《千金要方》裡稱此穴為「漏陰」。其意思是說如果腎水在這裡，沒有得到真陽的蒸騰與激發，就難以繼續上行，便會洩漏於下。

腎，屬水火之臟，為少陰之經，內藏有元陰、元陽兩氣，而照海穴，就是這水臟中的火，陰經中的陽。在經絡中，照海穴還是「八脈交會穴」之一，與陰蹻脈相通。

奇經八脈中的陰陽蹻脈，這陰陽兩字分別代表著體內的陰陽二氣，而其「蹻」字則是舉足跨高的意思，故該穴大多分布於足的內外踝處，其主要職能是協調和平衡體內的陰陽兩經。因而照海穴，除了具有滋陰降火、補腎益氣、通調三焦的作用外，還參與陰陽的平衡、寧神助眠。

● 定位照海穴

照海穴與足外踝尖下緣凹陷處，屬足太陽膀胱經中與陽蹻脈相通的「八脈交會穴」之一「申脈穴」遙相呼應，被人戲稱為「夫妻穴」。

● 照海穴與申脈穴配合，效果更佳

五臟六腑中腎與膀胱，經絡中少陰腎經與太陽膀胱經相表裡，因而中醫瀉腎經之實，往往是從膀胱經而走。所以在臨床上可以照海或與申脈相配合，主治咽喉乾燥、疼痛不適、聲音嘶啞，失眠，浮腫、尿瀦留、尿路感染、月經不調、帶下、陰莖異常勃起等症。

睡覺點揉照海穴幾分鐘，可以滋陰降火、補腎益氣。

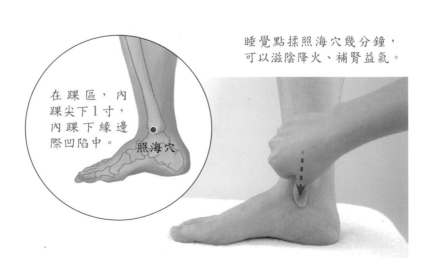

在踝區，內踝尖下1寸，內踝下緣邊際凹陷中。 照海穴

189

「太溪」為腎臟注入汩汩活力

太，是很大的意思；溪，即溪流。而腎經中所說的太溪穴，是指一股很大的溪流（氣血）在此處流過，所以從其穴名，我們即可知道該穴的主要功能，就是源源不斷地為人體輸送腎經之水。

在經絡學中的太溪，既是足少陰腎經的「輸穴」，又是腎之「原穴」。輸穴為本經經氣匯聚之地，發揮向外輸送少陰精氣、滋陰補腎的作用。原穴則是腎中原氣居住的地方，在中醫裡，氣，尤其是腎中的原氣，是推動人體生命活動的基本動力，由此可見，該穴在腎經中的作用非同小可。而且，太溪為兩穴合一，腎經之氣最旺，具有「滋腎陰、補腎氣、壯腎陽、理胞宮」的功能，也就是說，只要是腎虛不足之證，皆可取太溪穴而治。

● 太溪穴是腎氣的源頭和推動力

我們常說脾胃為人的後天之本，胃經中的足三里穴，更是被譽為人體第一穴，中醫常取該穴健脾開胃，以補後天。那麼腎作為人的先天之本，補益腎氣、修復先天，首先就應取太溪穴。因為太溪穴作為腎經的原穴和輸穴，是腎中經氣的源頭和推動力，因而啟動人的腎經，要從其源頭開始，隨後再疏通整條腎經，令經脈中腎精、腎氣旺盛通達、營養四方。在臨床上太溪穴可治頭暈耳鳴、遺精、失眠、視力減退、咽喉疼痛、慢性口瘡、牙痛、慢性腰痛、慢性洩瀉、月經不調等症。

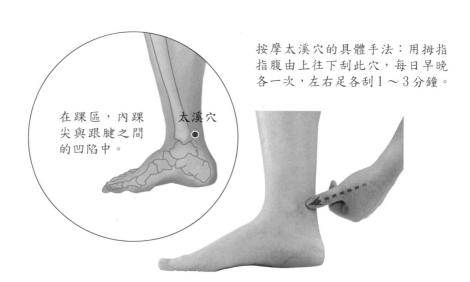

在踝區，內踝尖與跟腱之間的凹陷中。

太溪穴

按摩太溪穴的具體手法：用拇指指腹由上往下刮此穴，每日早晚各一次，左右足各刮1～3分鐘。

按摩「湧泉」常溫暖

　　水為生命之源，是維持人體生存與健康的根本保證，人的一生都離不開水。《黃帝內經》稱女子二七，男子二八，而天癸至。這裡所說的天，即為大自然；癸在天干地支中，則是水的符號和象徵，所以如果要將「天癸」翻譯成現代語言，就是大自然（天）所賦予和啟動人類生命歷程的源泉（水），而這水就藏匿於腎中。

　　中醫認為，人體中的水，也就是津液，不僅可從口中而入脾胃所化，它還能腎中生出，《素問・逆調論》中即說「腎者水藏，主津液」。湧泉屬足少陰經的「井穴」。

　　經絡中凡稱之為「井穴」者，都位於肢體末端，如同一股股剛從地下湧起的泉水，由井中冒出。腎作為人體陰陽、精血之根，它的經脈起始於足底，生命之水從這裡噴湧而出，故得「湧泉」之名。

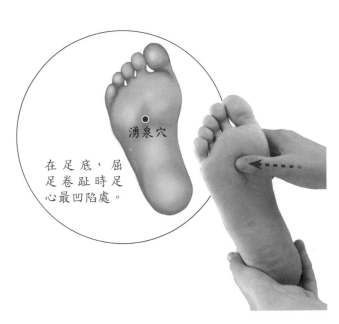

湧泉穴

在足底，屈足卷趾時足心最凹陷處。

用拇指指腹點按湧泉穴，力度可大些，臨睡前按一按，可以延年益壽。

腎氣足百病消，家中常備保健藥

　　提到腎虛，在很多人印象裡，意味著身體的嚴重虛損，還隱喻著性功能遭受損傷的別樣含義。尤其是年輕小夥子，聽到腎虛兩個字就無比驚慌。但是，中醫所說的腎虛，其實是一個較廣泛的概念，並不是我們所理解的那樣。

　　中醫認為，人的身體往往會由於先天不足、後天失養，或者久病失調、過度勞累等原因而造成腎氣損傷，而導致腎虛。補腎一定要辨明陰陽，否則，不僅無益反而有害。所以在補腎之前，要根據個人的具體情況來進行判定是否腎虛，是腎陰虛還是腎陽虛，再根據情況有針對性地進補。

腎虛分類		具體表現
腎氣虛	腎氣不固	聽力減弱，小便顏色清澈但餘瀝不盡，或遺尿失禁，或滑精早洩，女性胎動易滑等
	腎不納氣	腰膝酸軟，咳喘，呼多吸少，氣不得續，動則喘息益甚，自汗神疲，聲音低怯等症狀
腎陽虛		四肢寒、怕冷，面色蒼白，腰膝酸軟疼痛，陽痿、早洩、精神萎靡、舌質淡、舌苔薄、脈遲緩等症狀
腎陰虛		五心煩熱，潮熱，口乾舌燥，失眠多夢，舌質偏紅，舌苔較少，男子陽強易舉、遺精，婦女經少、經閉等症狀

「六味地黃丸」治腎陰虛

六味地黃丸是滋陰補腎的代表方劑，由熟地黃、山藥、山茱萸、澤瀉、茯苓、丹皮等六味藥組成。六味地黃丸可以說是「神通廣大」，適用於腰膝酸軟、經常疲勞、頭暈目眩、耳鳴、口燥咽乾、手足心熱、盜汗遺精等。高血壓、糖尿病、神經衰弱、慢性腎炎、更年期症候群等常見病患者，若有「虛熱」現象，就可以放心服用。

「金匱腎氣丸」治腎陽虛

金匱腎氣丸出自漢代張仲景所著的《金匱要略》一書。它以炮附子、熟地黃、山茱萸、澤瀉、肉桂、丹皮、山藥、茯苓八味藥組成，各取少量，意在微微補火以鼓舞虧虛的腎中陽氣，補命門之火，引火歸源。主要用於治療腎陽虛所致的病症，如腰膝酸冷、咳嗽、陽痿、早洩、慢性腎炎、腎性水腫、腎上腺皮質機能減退症、甲狀腺功能低下、慢性支氣管哮喘、更年期症候群等引起的腰痛腿軟、怕冷、小便清長、舌淡體胖等症。金匱腎氣丸是針對身體虛弱的人，若是沒有症狀的人群最好不要長期服用。

老人春季補腎用「知柏地黃丸」

春天由於陽氣旺盛，老年人容易導致腎陰虧虛，引起氣喘、腰膝酸軟、心煩、心悸汗出、失眠等，同時兼有手足心發熱、盜汗、口渴、咽乾或口舌糜爛等。針對這種情況，可以服用中藥，對症滋陰降火，如知柏地黃丸。六味地黃丸加入知母、黃柏兩味降火藥，就成為治療虛熱上火更嚴重的「知柏地黃丸」。

飲食上要少吃刺激性及不好消化的食物，如糯米、麵糰等，多吃清淡滋補陰液之品。多吃富含維他命 B 群、維他命 C 及鐵的食物，如動物肝臟、蛋黃、番茄、紅蘿蔔、紅薯、橘子等。

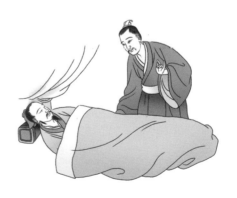

春季陽氣初生，捂春防寒靜臥休息，是補腎養生的好時節，對於腎陰虧虛，可對症服用「知柏地黃丸」。

腎養生防驚恐

《素問·陰陽應像大論》說：「在藏為腎……其志為恐。」腎其志為恐，腎氣不足則恐，腎氣足則有志。恐是一種恐懼、害怕的情志活動，是一種本能，有畏懼之心是人格健全的表現。驚與恐相似，但驚為不自知，事出突然而受驚嚇。

害怕時想上廁所，「恐傷腎」的表現

《素問·舉痛論》說：「恐則氣下……驚則氣亂。」《靈樞·本神》說：「恐懼而不解則傷精，精傷則骨痿痿厥，精時自下。」

這說明驚恐的刺激，對身體氣機的運行會產生不良影響。恐懼太過，就會損傷健康，甚至危及生命。長期恐懼或突然意外驚恐，可導致腎氣受損，令人惶惶不安、提心吊膽，出現心神不安，夜不能寐、大小便失禁、遺精、腰膝酸軟等症狀。

「驚則氣亂」，就是指身體正常的生理活動因驚慌而產生一時性的擾亂，出現心神不定等現象；「恐則氣下」，是指人在恐懼狀態中，導致腎氣不顧，上焦氣機閉塞不暢，氣陷於下，表現為坐臥不安、喜歡上廁所，甚至大小便失禁。人有時候嚇得尿褲子，說的就是這種情況。古代醫生遇不治之症，往往告知其家人，而不對病者言，就是為了防止死亡的恐懼壓垮病人，加快其死亡。

思念或思考能夠戰勝恐懼

按照五行相生相剋理論，恐在腎，屬水；思在脾，屬土；而土剋水，所以思勝恐。思是一個認知過程，能約束各種感情的思維活動。當人感到恐懼時，靜下來思考，或由周圍的人為其開導、分析，能使人神志清醒、思維正常，消除恐懼心理，或制約恐懼過度所導致的不良病變。所以，思念或思考可以有效抑制恐懼，緩解病人的心理壓力。

許多災難中的倖存者回憶說，在死亡陰影的籠罩下，他們強烈地思念起自己所愛的人，這使他們戰勝了恐懼，撐到了最後。

話說有一個這樣的醫案：

古代有個秀才名叫沈君魚，很害怕死亡，終日感到死期將臨，為了治好自己的心病，巫醫占卜不必說，更是訪遍名醫均不見效。後來找到了當時的名醫盧不遠診治。盧不遠沒有開藥方，只是留他住在自己家裡，每天跟他討論生死輪迴，病人覺得醫生在身旁，而且對生死的思考也多了，慢慢的心寬了很多。後來盧不遠又介紹他去找和尚練習坐禪，經過一百多天的閉目沉思之後，病人的恐死心理終於消除。

有些恐懼則是憑空產生的，比如我們熟知的杞人憂天，這樣的恐懼就是一種心理疾病。引導病人思考，通過思考瞭解到真相，可以起到治療的作用，這也是思勝恐的一個方面。

《續名醫類案》就記載了這樣一個病例：

某人得了心理疾病，看見什麼都以為是獅子，害怕得不得了，於是向大哲學家邵雍求助。邵雍就教他壯起膽來，伸手去捕捉。病人每次抓到的都不是獅子，錯愕間不禁思索。久而久之，潛意識裡也明白了是自己的幻覺，病也就漸漸好了。

當然，也不能因為過度擔心驚恐對身體的影響，而杜絕一切不良刺激。對於那些一直養尊處優、沒有受過刺激的人而言，突然一個傷害可能會導致極為惡劣的結果。

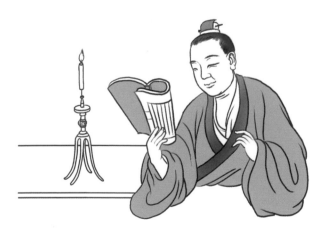

通過看書、思考等方式，轉移注意力，是治療恐懼的一個方式。

附 錄

上古之人，其知道者，法於陰陽，和於術數，食飲有節，起居有常，不妄作勞，故能形與神俱，而盡終其天年，度百歲乃去。今時之人不然也，以酒為漿，以妄為常，醉以入房，以欲竭其精，以耗散其真，不知持滿，不時御神，務快其心，逆於生樂，起居無節，故半百而衰也。

——《素問·上古天真論》

【釋義】

上古時代那些懂得養生之道的人，能夠取法天地陰陽自然變化之理而加以適應，調和養生的方法。飲食有所節制，作息有一定規律，既不妄事操勞，又避免房事過度。所以能夠形神俱旺，協調統一，活到天賦的自然年齡，超過百歲才離開人間。現代人就不是這樣，把酒當水，濫飲無度，使反常的生活成為習慣，醉酒行房，因恣情縱慾而使陰精竭絕，因滿足嗜好而使真氣耗散，不知謹慎地保持精氣充滿，不善於統馭精神，而專求心志的一時快樂，違逆人生樂趣，起居作息毫無規律，所以活到半百之年就衰老了。

是故多食鹹則脈凝泣而變色；多食苦則皮槁而毛拔；多食辛則筋急而爪枯；多食酸則肉胝 而脣揭；多食甘則骨痛而髮落，此五味之所傷也。

——《素問·五藏生成》

【釋義】

所以過食鹹味，則使血脈凝澀不暢，而顏面色澤發生變化。過食苦味，則使皮膚枯槁而毫毛脫落。過食辛味，則使筋脈頸急而爪甲枯乾。過食酸味，則使肌肉粗厚皺縮而嘴唇掀揭。過食甜味，則使骨骼疼痛而頭髮脫落。這是偏食五味所造成的損害。

■

　　春三月，此謂發陳，天地俱生，萬物以榮，夜臥早起，廣步於庭，被髮緩形，以使志生，生而勿殺，予而勿奪，賞而勿罰，此春氣之應養生之道也。逆之則傷肝，夏為寒變，奉長者少。　　　　　　　　——《素問·四氣調神大論》

【釋義】

　　春天的三個月，是萬物散發陳列的時節，天地萬物欣欣向榮，自然界一派生機盎然景象。在這個季節要晚睡早起，起床之後披散頭髮，解鬆衣袍，在院中大步而行，以使志氣外達。對待周圍事物要維護而不要殺害，要給予而不要掠奪，要獎賞而不要懲罰。這是人對春生之氣的響應，是養生之道。如果違反此道理就會損傷肝，至夏天時形成寒性病變，難以資助夏長之道。

■

　　夏三月，此謂蕃秀，天地氣交，萬物華實，夜臥早起，無厭於日，使志無怒，使華英成秀，使氣得泄，若所愛在外，此夏氣之應養長之道也。逆之則傷心，秋為痎瘧，奉收者少，冬至重病。　　　　——《素問·四氣調神大論》

【釋義】

　　夏天的三個月，是萬物繁盛秀麗的季節。此時地氣上交於天，萬物都開花結果了。應該晚睡早起，儘可能多接觸陽光，使情志舒暢，不要鬱結鬱怒，要像花開結果一樣，令生氣能夠外達，就像喜愛的東西在外面一樣。這是人對夏氣的響應，是養長之道。不能順應夏氣的成長就會傷害心，秋天會發為寒熱往來之病，供秋氣收斂的精微就少了，到冬季就會發為重病。

■

　　秋三月，此謂容平，天氣以急，地氣以明，早臥早起，與雞俱興，使志安寧，以緩秋刑，收斂神氣，使秋氣平，無外其志，使肺氣清，此秋氣之應養收之道也，逆之則傷肺，冬為飧泄，奉藏者少。——《素問·四氣調神大論》

【釋義】

　　秋天的三個月，是萬物成熟收穫的季節。這個季節天高氣爽，北風凜冽。人應該早睡早起，與雞同步，使意志安寧穩定，以緩和秋氣肅殺的氣氛，令心之神氣收斂內藏，使秋氣得以平和，不要使志向外露，以使肺氣清明。這是人對秋氣的響應，是養收之道。不能順應秋氣的收斂就會傷肺，到冬季時會生食古不化的洩病，適應冬天儲藏之氣的能力就減少。

冬三月，此謂閉藏，水冰地坼，無擾乎陽，早臥晚起，必待日光，使志若伏若匿，若有私意，若已有得，去寒就溫，無泄皮膚使氣亟奪，此冬氣之應養藏之道也。逆之則傷腎，春為痿厥，奉生者少。

——《素問·四氣調神大論》

【釋義】

冬天的三個月，是萬物閉藏的時節。此時寒水結冰，地表乾裂，一派生機閉塞之象。人在此時千萬不要擾動陽氣，起居應該早睡晚起，一定要等太陽出來了才起來活動。令自己的志向內藏，像潛伏隱匿一樣不露於外，像秘密隱私一樣不示於人，精神上要保持像是已經有所得一樣的感覺。離開冷的地方，待在溫暖之處，但不要出汗，以免陽氣散失。這是人對冬氣的響應，是養藏之道。逆之而為，會損傷腎臟，到春季則發為痿厥之病，資助春生之氣的力量就減弱了。

大毒治病，十去其六，常毒治病，十去其七，小毒治病，十去其八，無毒治病，十去其九。穀肉果菜，食養盡之，無使過之，傷其正也。

——《素問·五常政大論》

【釋義】

用毒性大的藥物治病，疾病十成中好了六成就不要再用藥了；用一般毒性的藥物治病，十成中好了七成就不要再用藥了；用毒性小的藥物治病，十成中好了八成就要停藥了；用沒有毒性的藥物治病，十成治到九成好，就不能再用藥了。無論是用哪種毒性的藥物治病，停藥後都可通過飲食調理，使疾病痊癒，不要一味使用藥物，否則會損傷正氣。

高者其氣壽，下者其氣夭，地之小大異也，小者小異，大者大異。

——《素問·五常政大論》

【釋義】

地勢高的地區，人易長壽，地勢低下的地區，人易夭折，不管地區範圍大小，都是有差異的。地區範圍小的有小的差異，地區範圍大的有大的差異。

■

故智者之養生也，必順四時而適寒暑，和喜怒而安居處，節陰陽而調剛柔。如是，則僻邪不至，長生久視。　　　　　　　——《靈樞·本神》

【釋義】

明智者的養生方法，必定是適應四時氣候變化，節制喜怒，並能妥善安排日常生活，調節人體的陰陽剛柔，使之不致被邪氣侵襲，就能達到延長壽命的目的。

■

所以聖人春夏養陽，秋冬養陰，以從其根，故與萬物沈浮於生長之門。逆其根，則伐其本，壞其真矣。

故陰陽四時者，萬物之終始也，死生之本也，逆之則災害生，從之則苛疾不起，是謂得道。　　　　　　　——《素問·四氣調神大論》

【釋義】

聖人在春夏季節保養陽氣以適應生長的需要，在秋冬季節保養陰氣以適應收藏的需要，不順從生命發展的根本規律，就會戕伐生命力，破壞真元之氣。

因此，陰陽四時就是萬物的終始，是衰盛存亡的根本，違逆就會產生災害；順從就不會發生重病，這樣便可謂懂得養生之道。

■

有所用力舉重，若入房過度，汗出浴水，則傷腎。

　　　　　　　——《靈樞·邪氣藏府病形》

【釋義】

倘若過分用力或提舉重物，或房事過度，骨傷精耗，汗出之後再去洗澡，就會使腎臟受到傷害。

■

食飲衣服，亦欲適寒溫。　　　　　　　——《靈樞·師傳》

【釋義】

在飲食衣服穿著方面，也應該注意寒溫適度。

■

陰之所生，本在五味，陰之五宮，傷在五味。是故味過於酸，肝氣以津，脾氣乃絕。味過於鹹，大骨氣勞，短肌，心氣抑。味過於甘，心氣喘滿，色黑腎氣不衡。味過於苦，脾氣不濡，胃氣乃厚。味過於辛，筋脈沮弛，精神乃央，是故謹和五味，骨正筋柔，氣血以流，湊理以密，如是，則骨氣以精，謹道如法，長有天命。
——《素問·生氣通天論》

【釋義】

陰精的產生，來源於飲食五味，貯藏陰精的五臟，其損害是由相對應的五味所造成。如果酸味太過，使得肝氣過盛，也會導致脾氣的衰竭；過食鹹味，會使骨骼損傷，肌肉萎縮，心氣抑鬱；過食甜味，會使脾氣過燥而不濡潤，從而使胃消化不良；過食辛味，會使筋脈敗壞而鬆弛，精神受損，因此謹慎地調和五味，會使骨骼強健，筋脈柔和，氣血通暢，腠理緻密，這樣，骨氣就精強有力。所以，重視養生之道，並依照正確的方法加以實行，就會長期保有天賦的生命力。

■

臥出而風吹之，血凝於膚者為痺，凝於脈者為泣，凝於足者為厥。此三者，血行而不得反其空，故為痺厥也。
——《素問·五藏生成》

【釋義】

如果剛睡醒就外出受到風吹，血液的循行就會凝滯，凝於肌膚就會發生痺證；凝於經脈就會發生氣血運行的滯澀；凝於足部就會發生厥冷，這三種情況，都是由於氣血的運行不能返回組織間隙的孔穴之處，所以造成痺厥等症。

■

勞所傷：久視傷血，久臥傷氣，久坐傷肉，久立傷骨，久行傷筋，是謂五勞所傷。
——《素問·宣明五氣》

【釋義】

過度疲勞可以傷耗五臟的精氣：如久視則勞於精氣而傷血，久臥則陽氣不伸而傷氣，久坐則血脈灌輸不暢而傷肉，久立則勞於腎及腰、膝、脛等而傷骨，久行則勞於筋脈而傷筋，這就是五勞所傷。

■

夫上古聖人之教下也，皆謂之虛邪賊風，避之有時，恬惔虛无，真氣從之，精神內守，病安從來。是以志閒而少欲，心安而不懼，形勞而不倦，氣從以順，各從其欲，皆得所願。故美其食，任其服，樂其俗，高下不相慕，其民故曰朴。是以嗜欲不能勞其目，淫邪不能惑其心，愚智賢不肖不懼於物，故合於道。所以能年皆度百歲，而動作不衰者，以其德全不危也。

——《素問·上古天真論》

【釋義】

所以古代聖人皆教導，對虛邪賊風等致病因素，應及時避開。心情要清靜安閒，排除雜念妄想，以便真氣順暢，精神安持於內，這樣疾病從哪裡來侵襲你呢？因此，人們就可以心志安閒，少有欲望，情緒安定而沒有焦慮，形體勞作而不會疲倦，真氣因而調順，各人都能隨其所欲而滿足自己的願望。人們無論什麼食物都覺得甘美，隨便穿什麼衣服都感到滿意，大家喜愛自己的風俗習慣，愉快地生活。社會地位無論高低，都不相傾慕，所以這些人稱得上樸實無華。因而任何不正常的嗜欲都不會引起他們注意，任何淫亂邪僻的事都不能惑亂他們的心志。無論愚笨的、聰明的、能力大的、能力小的，都不因外界食物的變化而焦慮動心，所以符合養生之道。他們之所以能夠百歲以上而動作不顯得衰老，正是由於領會和掌握了修身養性的方法而身體不被內外邪氣幹擾危害所致。

■

天食人以五氣，地食人以五味。五氣入鼻，藏於心肺，上使五色脩明，音聲能彰。五味入口，藏於腸胃，味有所藏，以養五氣，氣和而生津液相成，神乃自生。

——《素問·六節藏象論》

【釋義】

天在上，為陽為氣，故天供給人們五氣。地在下，為陰為味，故地供給人們五味。五氣由鼻吸入，貯藏於心肺，心主榮面色，肺主音聲，因而能使面部的五色明潤，肺的聲音洪亮，五味由口食入，藏於脾胃，經過消化，吸收其精微，以養五臟之氣，五臟之氣與五味穀氣，兩相和合，就能產生津液，潤澤臟腑，補益精髓，神氣因而也就自然健旺。

■

因而強力，腎氣乃傷，高骨乃壞。　　　　　　　——《素問·生氣通天論》

【釋義】

若過勞用力，會損傷腎氣，腰部脊骨也會受到損傷。

■

東方生風，風生木，木生酸，酸生肝，肝生筋，筋生心，肝主目。其在天為玄，在人為道，在地為化。化生五味，道生智，玄生神，神在天為風，在地為木，在體為筋，在藏為肝，在色為蒼，在音為角，在聲為呼，在變動為握，在竅為目，在味為酸，在志為怒。怒傷肝，悲勝怒；風傷筋，燥勝風；酸傷筋，辛勝酸。　　　　　　　　　　　　　　——《素問·陰陽應象大論》

【釋義】

東方應合於春，產生風，和風生草木，木氣生酸味，酸味生肝氣，肝氣滋養筋，筋膜生心，肝氣關聯於眼睛。在天就是玄妙，在人即是道，在地化生萬物。大地有生化，產生五味。人能知其道，就能產生智慧；宇宙的玄妙產生神，神變化在天空中為風，在地面上為木，在人體為筋，在五臟為肝，在五色為蒼，在五音為角，在五聲為呼，在病變的表現為握，在七竅為目，在五味為酸，在情志的變化為怒。人怒就傷肝，悲痛就勝過憤怒，風傷筋，躁動產生熱氣勝過風寒；酸味傷害了筋，辛味勝過酸，因辛屬金，酸屬木，金勝木的緣故。

■

南方生熱，熱生火，火生苦，苦生心，心生血，血生脾，心主舌。其在天為熱，在地為火，在體為脈，在藏為心，在色為赤，在音為徵，在聲為笑，在變動為憂，在竅為舌，在味為苦，在志為喜。喜傷心，恐勝喜；熱傷氣，寒勝熱，苦傷氣，鹹勝苦。　　　　　　　　　——《素問·陰陽應象大論》

【釋義】

南方屬夏熱，熱生火，火產生苦味，苦味滋生心，心生血，血氣充足，則生脾，心主舌。在天為熱，在地為火，在人體為血脈，在五臟為心，在五色為赤，在五音為徵，在五聲為笑，在病變為憂，在竅為舌，在五味為苦，在心志為喜。喜能傷心，恐懼克制喜；熱能傷氣，以寒氣勝過熱；苦能傷氣，鹹味能克制苦。

中央生濕，濕生土，土生甘，甘生脾，脾生肉，肉生肺，脾主口。其在天為濕，在地為土，在體為肉，在藏為脾，在色為黃，在音為宮，在聲為歌，在變動為噦，在竅為口，在味為甘，在志為思。思傷脾，怒勝思；濕傷肉，風勝濕；甘傷肉，酸勝甘。

　　　　　　　　　　　　　　　　　　——《素問·陰陽應象大論》

【釋義】

　　中央生濕，濕生土，土產生甘味，甘味滋生脾，脾滋生肌肉，肌肉養肺，脾主口。在天為濕，在地為土，在人為肌肉，在五臟為脾，在五色為黃，在五音為宮，在五聲為歌，病變會呃逆，在七竅中屬口，在五味為甘，在五志為思，思慮傷脾，以怒克制勝過了思慮；濕氣能傷肌肉，以風克制濕；甘味能傷肌肉，酸味能勝過甘。

黃帝內經：對症養五臟（四版）

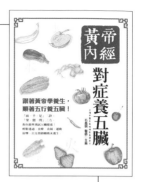

作　　　者　石晶明 醫師

發 行 人　林敬彬
主　　　編　楊安瑜
編　　　輯　黃谷光、林子揚、林佳伶
內頁編排　黃谷光
封面設計　高惠玲
行銷經理　林子揚
行銷企劃　戴詠蕙
編輯協力　陳于雯、高家宏

出　　　版　大都會文化事業有限公司
發　　　行　大都會文化事業有限公司
　　　　　　11051 台北市信義區基隆路一段 432 號 4 樓之 9
　　　　　　讀者服務專線：（02）27235216
　　　　　　讀者服務傳真：（02）27235220
　　　　　　電子郵件信箱：metro@ms21.hinet.net
　　　　　　網　　　址：www.metrobook.com.tw

郵政劃撥　14050529 大都會文化事業有限公司
出版日期　2024 年 05 月四版一刷
定　　　價　400 元
I S B N　978-626-98487-0-6
書　　　號　Health⁺204

© 石晶明 主編・漢竹 編著

◎本書由江蘇科學技術出版社授權繁體字之出版發行。

◎本書如有缺頁、破損、裝訂錯誤，請寄回本公司更換

國家圖書館出版品預行編目（CIP）資料

黃帝內經：對症養五臟 / 石晶明 主編 .-- 四版 .-- 臺北市：
大都會文化，2024.05
208 面；17×23 公分 .
ISBN 978-626-98487-0-6（平裝）
1. 內經 2. 中醫理論 3. 五臟六腑 4. 養生

413.11　　　　　　　　　　　　　　　113004975

大都會文化 讀者服務卡

書名：黃帝內經：對症養五臟

謝謝您選擇了這本書！期待您的支持與建議，讓我們能有更多聯繫與互動的機會。
日後您將可不定期收到本公司的新書資訊及特惠活動訊息。

A. 您在何時購得本書：＿＿＿＿年＿＿＿＿月＿＿＿日

B. 您在何處購得本書：＿＿＿＿＿＿＿＿書店，位於＿＿＿＿＿＿＿（市、縣）

C. 您從哪裡得知本書的消息：
　1.□書店　　　　2.□報章雜誌　3.□電台活動　4.□網路資訊
　5.□書籤宣傳品等　6.□親友介紹　7.□書評　　　8.□其他

D. 您購買本書的動機：（可複選）
　1.□對主題或內容感興趣　　2.□工作需要　3.□生活需要
　4.□內容為流行熱門話題　　5.□自我進修　6.□其他

E. 您最喜歡本書的：（可複選）
　1.□內容題材　2.□字體大小　3.□翻譯文筆　4.□封面　5.□編排方式　6.□其他

F. 您認為本書的封面：　1.□非常出色　　2.□普通　3.□毫不起眼　　4.□其他

G. 您認為本書的編排：　1.□非常出色　　2.□普通　3.□毫不起眼　　4.□其他

H. 您通常以哪些方式購書：　（可複選）
　1.□逛書店　2.□書展　3.□劃撥郵購　4.□團體訂購　5.□網路購書　6.□其他

I. 您希望我們出版哪類書籍：（可複選）
　1.□旅遊　　　2.□流行文化　3.□生活休閒　4.□美容保養　5. □散文小品
　6.□科學新知　7.□藝術音樂　8.□致富理財　9.□工商企管　10.□科幻推理
　11.□史地類　12.□勵志傳記　13.□電影小說　14.□語言學習（＿＿語）
　15.□幽默諧趣　16.□其他

J. 您對本書（系）的建議：
＿＿＿＿＿＿＿＿＿＿＿＿＿＿＿＿＿＿＿＿＿＿＿＿＿＿＿＿＿＿＿＿＿＿＿＿

K. 您對本出版社的建議：
＿＿＿＿＿＿＿＿＿＿＿＿＿＿＿＿＿＿＿＿＿＿＿＿＿＿＿＿＿＿＿＿＿＿＿＿

讀者小檔案

姓名：＿＿＿＿＿＿＿　性別：□男　□女　生日：＿＿＿年＿＿月＿＿日

年齡：1.□20歲以下　2.□21—30歲　3.□31—50歲　4.□51歲以上

職業：1.□學生　2.□軍公教　3.□大眾傳播　4.□服務業　5.□金融業　6.□製造業
　　　7.□資訊業　8.□自由業　9.□家管　10.□退休　11.□其他

學歷：□國小或以下　□國中　□高中／高職　□大學／大專　□研究所以上

通訊地址：＿＿＿＿＿＿＿＿＿＿＿＿＿＿＿＿＿＿＿＿＿＿＿＿＿＿＿＿＿

電話：（H）＿＿＿＿＿＿＿＿＿＿（O）＿＿＿＿＿＿＿傳真：＿＿＿＿＿

行動電話：＿＿＿＿＿＿＿　Eail：＿＿＿＿＿＿＿＿＿＿＿＿＿

◎ 謝謝您購買本書，歡迎您上大都會文化網站（www. metrobook.com.tw）登錄會員，或
　至 Facebook（www.facebook.com/metrobook2）為我們按個讚，您將不定期收到最新
　的圖書訊息與電子報。

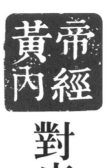

黃帝內經

對症養五臟

大都會文化事業有限公司

讀 者 服 務 部 　 　 收

11051台北市基隆路一段432號4樓之9

寄回這張服務卡〔免貼郵票〕
您可以：
◎不定期收到最新出版訊息
◎參加各項回饋優惠活動

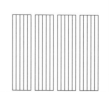